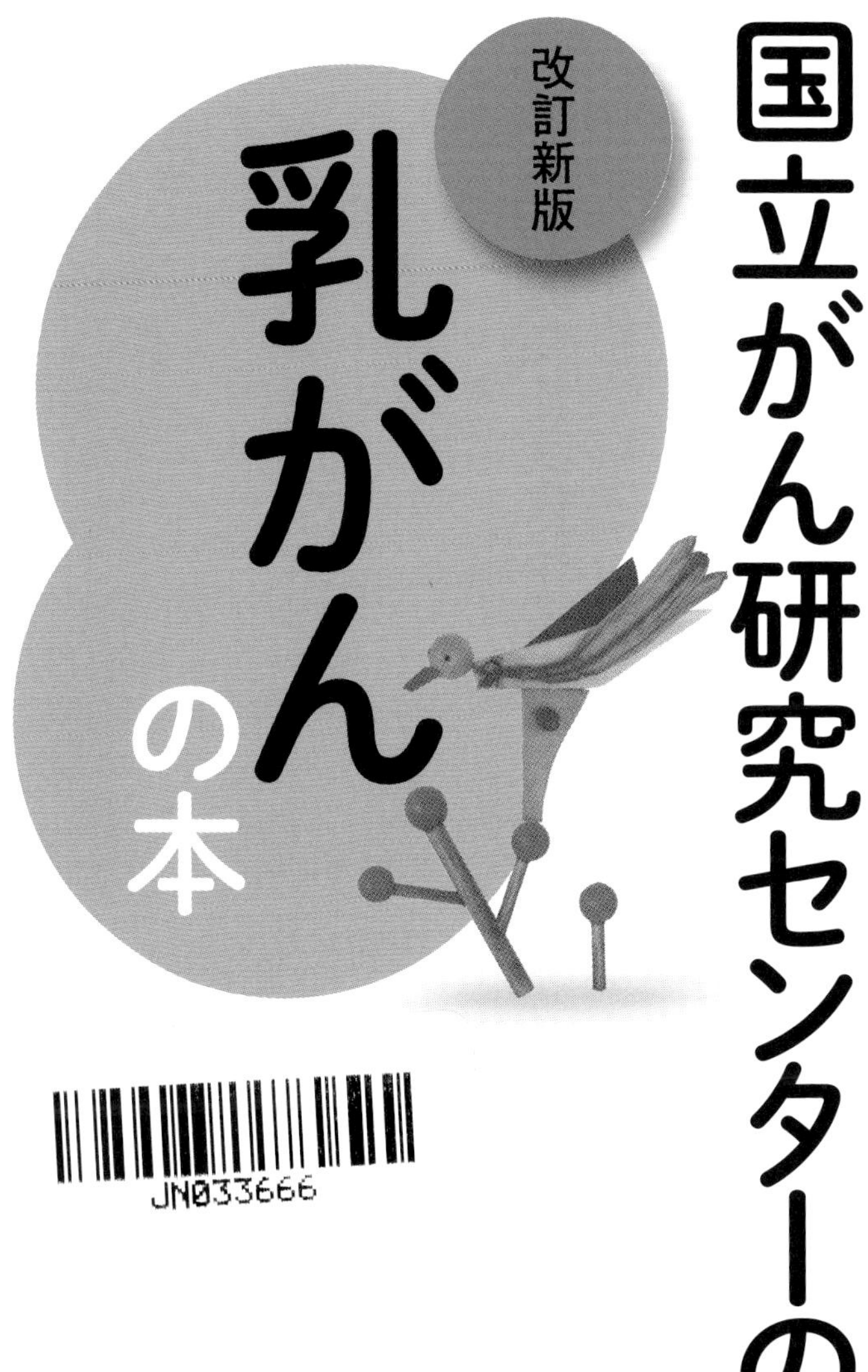
国立がん研究センターの
改訂新版
乳がんの本
JN033666

「国立がん研究センターのがんの本」の出版にあたって

国立がん研究センターは、前身である国立がんセンターの創立以来、60年以上にわたってがんの治療や研究に取り組んできました。現在は、「社会と協働し、全ての国民に最適ながん医療を提供する」という理念のもと、「がんの本態解明と早期発見・予防」、「高度先駆的医療の開発」、「標準医療の確立と普及」、「がんサバイバーシップ研究と啓発・支援」、「情報の収集と提供」、「人材の育成」、「政策の提言」、「国際貢献」の8つを使命として研究、診療、そして、がん対策まで、幅広い活動をしております。

社会の長寿化が進むと、がんになる人が増えていきます。現在日本では、2人に1人が、一生のうちにがんにかかるといわれています。

ご自身または身近な方が、がんになったり、または「がんの疑いがある」と言われたりした場合、まずはそのがんに関する情報を集めることが大切です。しかしインターネットなどで検索すると、あまりに多くの情報があふれているので、かえって混乱してしまう場合もあります。

このシリーズでは、がんに関する基本的な知識、検査や治療の方法、治療後の療養などについて、図版もまじえてわかりやすく解説しています。この本を読まれることで、医師の説明がよく理解でき、周囲にあふれる情報のなかから正しい情報を選んだり、治療について積極的に考えたりすることの助けになれば幸いです。

国立研究開発法人　国立がん研究センター

国立がん研究センターの
乳がんの本　改訂新版

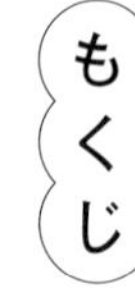

もくじ

基礎知識

第1章　乳がんが疑われたら　15

第2章 乳がんの治療 31

第5章 心のケアと療養のこと

本書は『国立がん研究センターの乳がんの本』(2018年)に新たな知見を加えた改訂新版です。

基礎知識１

世界的に増えている乳がん

女性がかかるがんの第1位。
罹患者数が35年間で7倍と急増中。

女性のがんでもっとも多い乳がん

女性がかかるがんのなかで、もっとも患者数が多いのが乳がんです。乳がん罹患者数（新たにがんにかかった人の数）は１９７７年からの35年間で約7倍と年々増加しており、２０１９年には約10万人が乳がんと診断されました。こうしたデータをもとに生涯で乳がんに罹患するリスクを調べたところ、９人に１人の割合でかかることがわかっています。乳がん患者のうち、とくに増えているのは０期やⅠ期（36ページ）の初期のがんで、Ⅱ期以降は減少しています。

乳がんは他のがんに比べて予後（治療後の経過）がよく、生存率は高めです。そのため、女性がかかるがんのなかでいちばん患者数が多いにもかかわらず、２０２１年の死亡者数でみると大腸、肺、膵臓に次いで第４位となります。日本では乳がんの罹患率・死亡率ともに緩やかに増加していて、出生年代別にみると近年生まれた人ほど罹患率・死亡率が高くなります。

国や人種を問わず増加中

乳がん患者の増加は世界的な傾向でもあり、欧米の白人、黒人の順に罹患率が高くなります。白人や黒人と比較すると、日本人をはじめとした東アジア諸国の人種の患者数は少なくなるものの、やはり全体に増加しています。また、同じ日本人でもアメリカに住む日本人は、日本国内在住者より高い傾向があります。

とくにアメリカにおいては乳がん患者の増加が問題視されており、全女性の８人に１人の割合で乳がんにかかるといわれています。そこで、アメリカやイギリスでは国をあげてマンモグラフィ検査の普及などの対策を行ったところ、依然として罹患率は高いものの、１９９０年から乳がん死亡率が下降し始めました。

発症が増えるのは40代

ほとんどのがんの患者数は60歳代から増加し、高齢になるほど増えます。しかし、乳がんに関しては30歳くらいから増え始め、45～49歳で一時ピークを迎え、その後減少するという特徴があります。とはいえ高齢者の患者さんも多く、80歳を過ぎて乳がんになる人もいます。

閉経後の乳がん患者が増えていることも近年の特徴のひとつで、現在では閉経前と閉経後の患者数はほぼ同じくらいです。欧米では閉経後の人のほうが多く、高齢での乳がん罹患率が増えています。

●乳がんの罹患者数・死亡者数（上皮内がん含む）

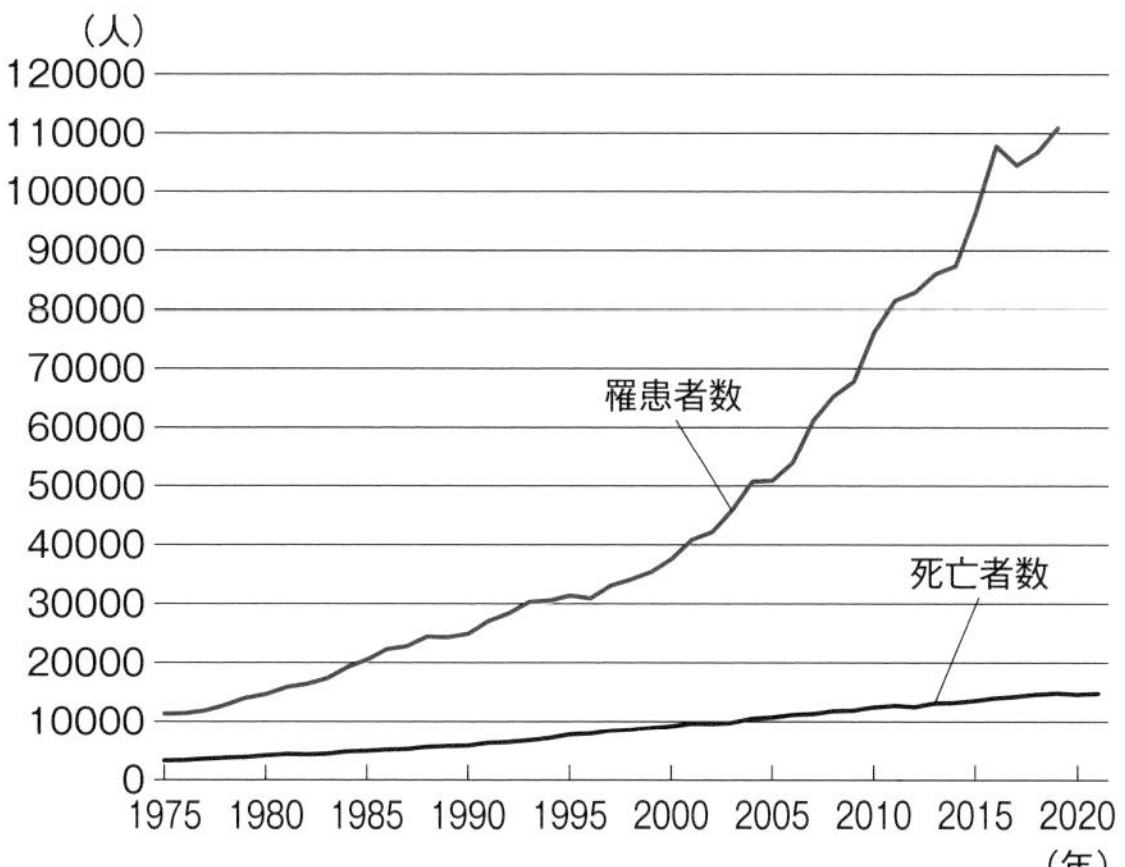

［出典］国立がん研究センターがん情報サービス
＊罹患者数：1985 ～ 2015「地域がん登録全国推計値」
2016 ～ 2019年「全国がん登録」
死亡者数：「人口動態統計」

●乳がんの年齢別罹患者数・死亡者数（2019 年）

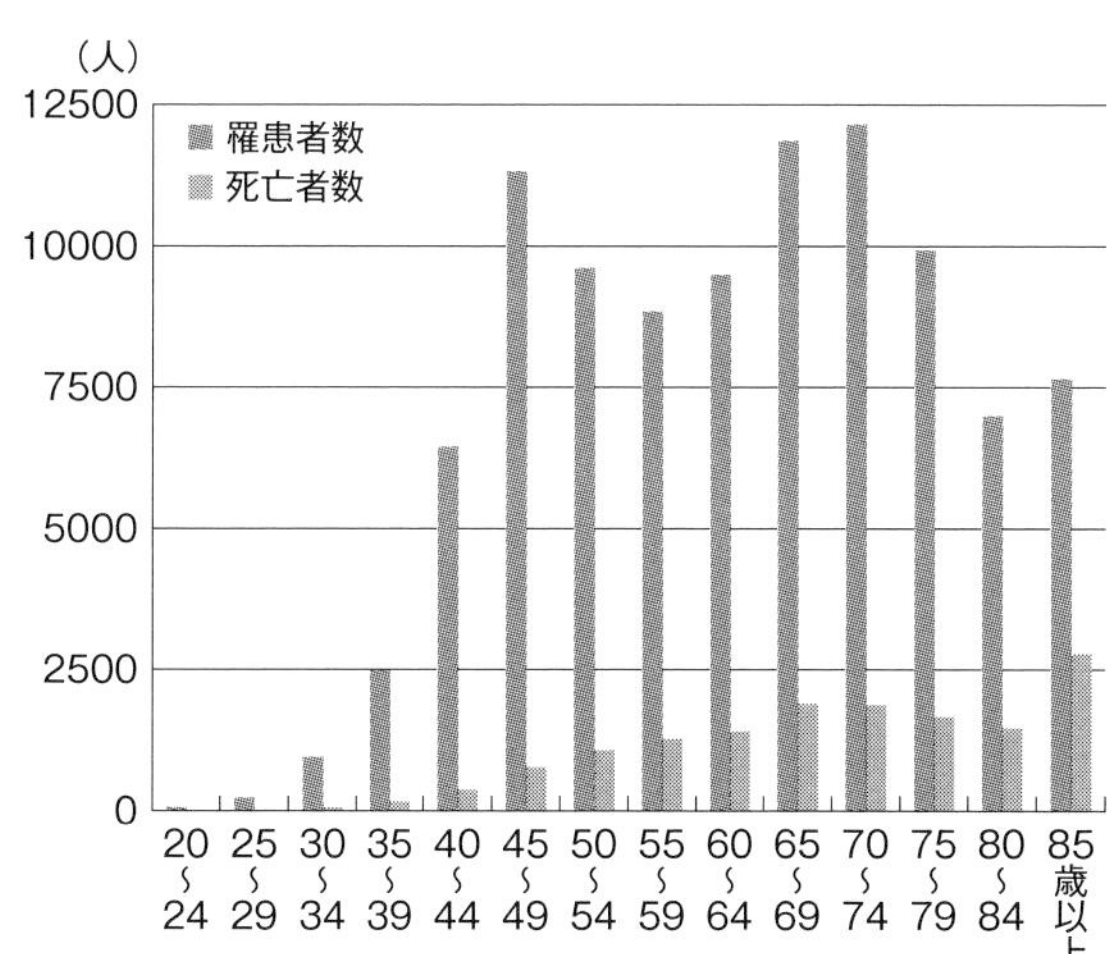

［出典］国立がん研究センターがん情報サービス「がん統計」

基礎知識２

乳がんは乳腺にできるがん

乳房は乳腺と脂肪の組織でできていて、乳腺の中の乳管でがんが発生する。

乳がんの約90％は乳管で発生

成人の女性の乳房は、母乳を分泌する乳腺組織と脂肪組織、血管、神経などで構成されています。乳腺は乳頭を中心として放射線状に15～20個並んでいます。さらに、乳腺はラズベリーのようにたくさんの粒が集まった「腺房（せんぼう）」、腺房の集まりである「小葉（しょうよう）」に分かれ、小葉から乳頭までは「乳管（腺管）」という管が通っています。

乳がんの約90％は乳管から発生するもので、乳管がんと呼ばれます。小葉から発生する小葉がんは5～10％で、顕微鏡による病理学的検査により区別することが可能です。

乳がんがもっとも発生しやすいのは、乳房の外側でわきの下に近い部分、次いで、乳頭より内側で鎖骨に近い部分が多くなります。

乳腺からこぼれ落ちる乳がん

乳がんは、乳腺にがんが発生した早い段階で、しこりにもならないほど小さながん細胞が乳腺組織からこぼれ落ち、リンパや血液の流れに乗って全身に散らばっていくこともあり、乳腺から離れた肺や肝臓、骨などに転移巣をつくることがわかっています。

このときに乳がんからこぼれ落ちた微小な転移巣は、乳がんの性質をもつがん組織です。たとえば肺に遠隔転移した場合は「乳がんの肺転移」で、肺から発生する「肺がん」とは別物だということになります。そのため、肺にできているがんであっても、肺がんに対する治療でなく乳がんに対する治療を行います。

乳がんの性質も重要

がん治療を行う際には、進行や広がり具合などの「病期（ステージ）」を目安として判断します。乳がんでは、しこりの大きさ、リンパ節転移の有無、遠隔転移の有無によって0～Ⅳ期まであります。

乳がんの場合は、がんの性質によってさらに細かなタイプ分けをしています。タイプ分けでは、エストロゲンという女性ホルモンが増殖する「ホルモン受容体」の多さ、がん細胞の表面にある「ヒト上皮増殖因子受容体2型（HER2）」というたんぱく質の多さなどを、がんの増殖スピードにかかわるバイオマーカーとして用いています。

●乳腺の構造

腺房
小葉
乳管

●乳房の断面図

肋骨
筋肉
胸筋膜
乳頭
脂肪組織
クーパー靭帯

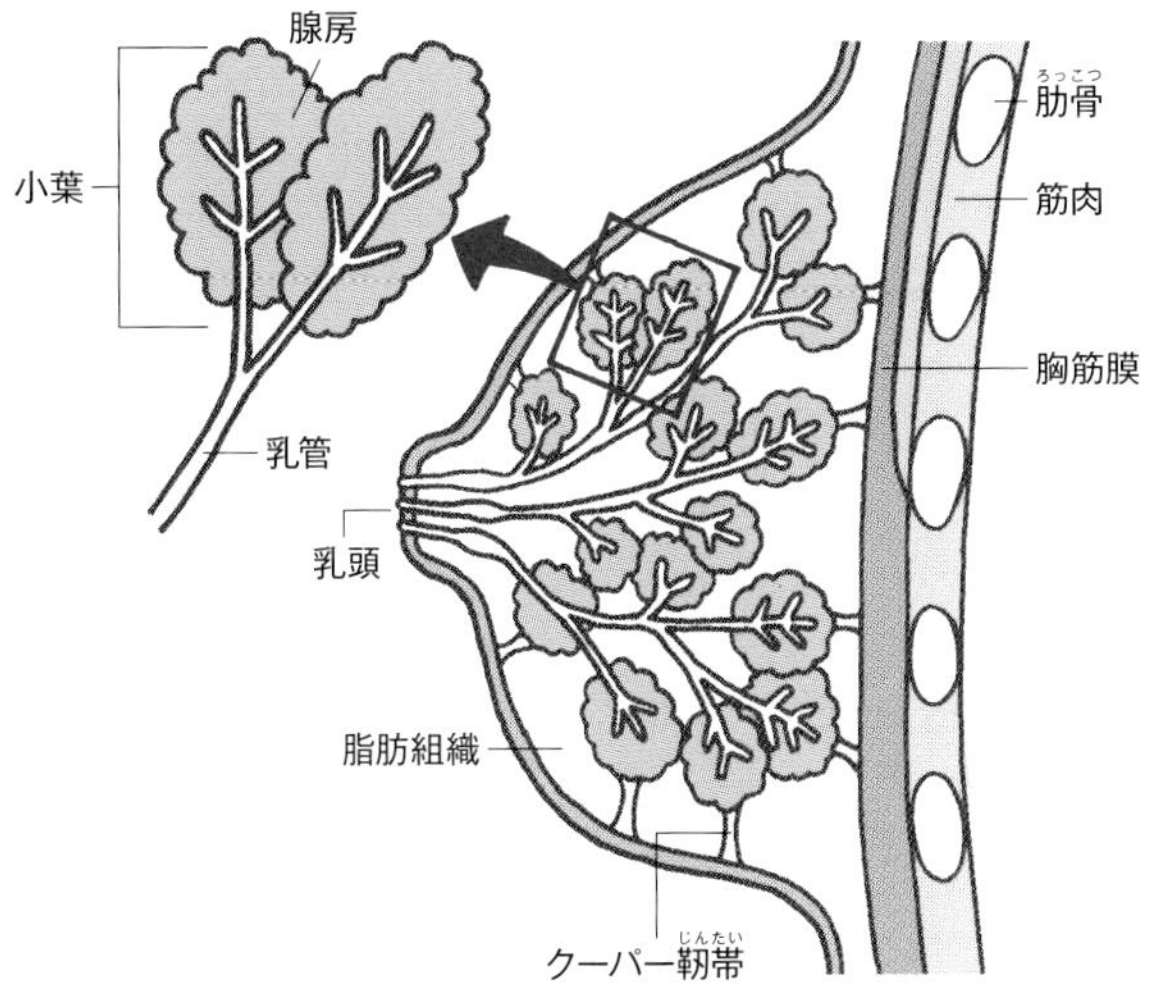

●エリア別乳がん発生の割合

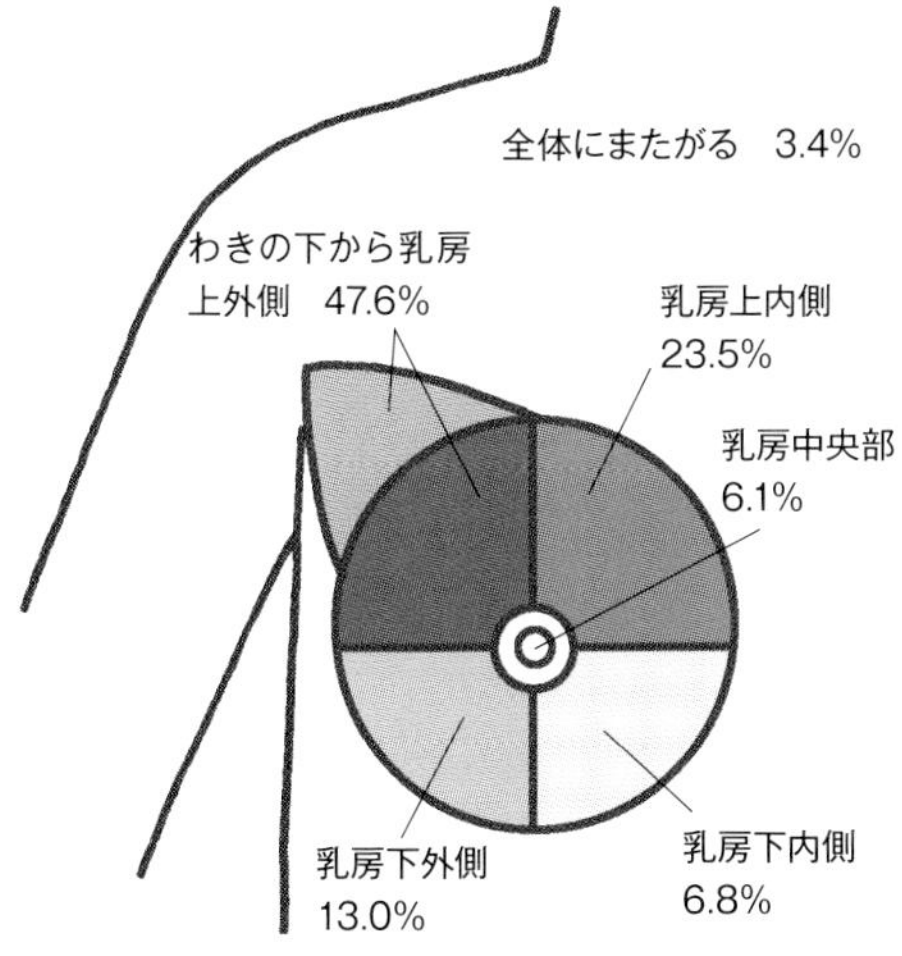

全体にまたがる 3.4%
わきの下から乳房上外側 47.6%
乳房上内側 23.5%
乳房中央部 6.1%
乳房下外側 13.0%
乳房下内側 6.8%

「全国乳がん患者登録調査報告第 32 号 2000」をもとに作成

基礎知識3

女性ホルモンの分泌期間ががん発生に影響

乳がんの発症は、近年のライフスタイルの変化とも関係がある。

エストロゲンと乳がんの関係

乳がんの発生と増殖には、エストロゲンという女性ホルモンが大きく影響を及ぼしています。長年にわたって体内のエストロゲンレベルが高い状態にあると、乳がんのリスクが高くなるのです。

乳がんのリスクを高める「初経が早い」「閉経が遅い」「月経周期が短い」「出産経験がない」「初出産が高齢」というリスクファクター（危険因子）は、いずれも月経回数の多さにつながっています。月経期間はエストロゲンが大量に分泌され、乳腺もその影響を受けるため、月経回数が多いことはリスクファクターとなるのです。一方、妊娠や出産経験のある女性に比べて、ない女性は乳がんの発症リスクが高く、また、授乳することによって乳がんのリスクが低くなることもわかっています。

女性の社会進出が進むとともに、晩婚化、少子化も進み、未出産や高齢出産の女性も増えてきました。こうしたライフスタイルの変化により、エストロゲンにさらされる期間が長くなる女性が増えたことも、近年の乳がん患者増加には関係しているといわれています。

こうしたライフスタイルと関係なく、エストロゲンを原因とする子宮体がんや卵巣がんの既往がある人や、長期間ホルモン補充療法を受けている人も、治療によりエストロゲンを補充しているので乳がんのリスクは高くなります。

食生活や飲酒習慣の影響も

エストロゲン以外のリスクファクターとしては、食事や日常の生活習慣にかかわるものもあります。その代表的なものが飲酒です。飲酒についてはワインやビールを1日1杯程度飲んでも影響はありませんが、毎日平均2杯（ビールなら大瓶1本、ワインならグラス2杯）以上飲むような飲酒習慣は乳がんのリスクを高めるという研究結果があります。

肥満も乳がんのリスクを高めます。ただし、肥満によるリスクが高くなるのは閉経後で、閉経前のリスクについては確実とはいえません。閉経後は脂肪細胞の男性ホルモンが女性ホルモンに変換されるため、脂肪が多いと閉経後の女性ホルモンが過剰になるからです。肥満と関連して、閉経後も習慣的に運動をしている人のほうが乳がんのリスクが低いといわれています。

家族性・遺伝性の可能性

乳がんのなかには、乳がんにかかりやすい遺伝子の変異がある「遺伝性乳がん」、家族や血縁者のなかに複数の乳がん患者がいる「家族性乳がん」というタイプもあります。すべての乳がん患者のうち5～10％程度が遺伝性だと考えられており、いくつかの原因遺伝子も見つかっていますが、この遺伝子をもっているからといって、かならずしも乳がんを発症するわけではありません。

乳がんのリスクファクター

- 初経が早い
- 閉経が遅い
- 月経周期が短い
- 初産年齢が高い、または出産経験がない
- 授乳経験がない、授乳期間が短い
- 肥満（閉経後乳がん）
- 身長が高い
- 過度な飲酒の習慣
- 乳がんにかかった家族がいる

基礎知識4

罹患率は高いが死亡率は比較的低い

検診による早期発見で欧米では死亡率低下。

早期発見なら治せる病気

今やマンモグラフィをはじめとした検査・診断の進歩により、ごく小さな乳がんでも発見できるようになりました。加えて、治療法や薬剤の開発も国際的に非常に進んでいて、多くの患者さんに使われて成果をあげています。

そもそも乳がんは胃がんや肺がんなどに比べて進行が遅く、早期発見できれば大変予後がよいがんです。小さなしこりの段階で見つけて治療することができれば、90％は治すことができます。そのため、患者数・罹患率(りかんりつ)ともに女性がかかるがんの第1位でありながら、死亡率では第4位と低いのです。

大切なのは定期的な検診などによって早期発見することです。アメリカやイギリスでは定期的なマンモグラフィ検査を普及させることで、近年増加し続けていた乳がんによる死亡率を下げることができました。しかし、日本の乳がん検診受診率をみると、40～69歳の過去2年間での受診率は47・4％と半分にも達していません（厚生労働省「2022年国民生活基礎調査におけるがん検診の受診状況について」）。

●病期ごとの5年生存率（2014～2015年症例）

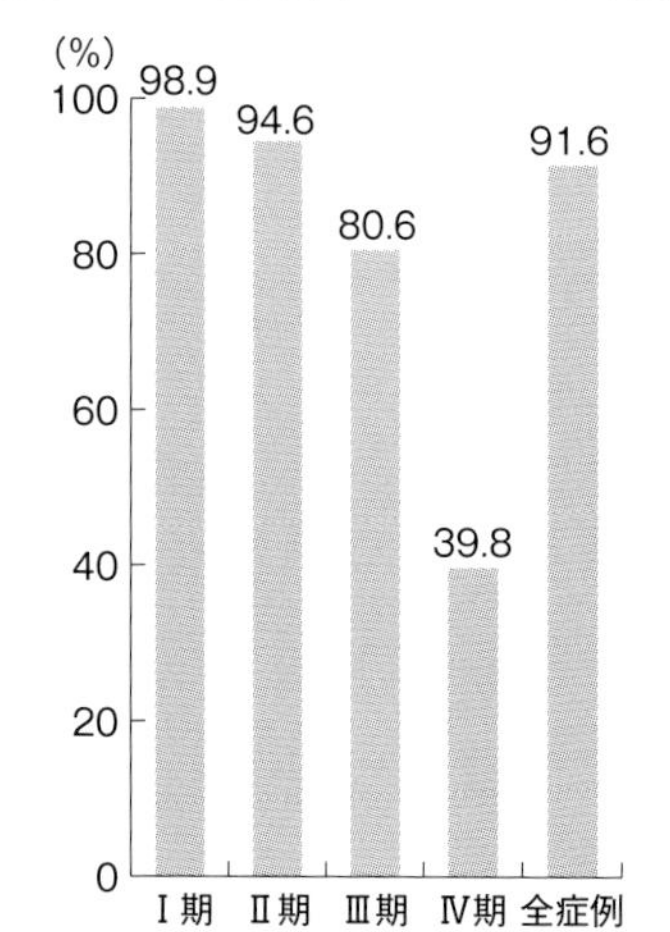

［出典］国立がん研究センター「院内がん登録生存率集計」（2023年公表）

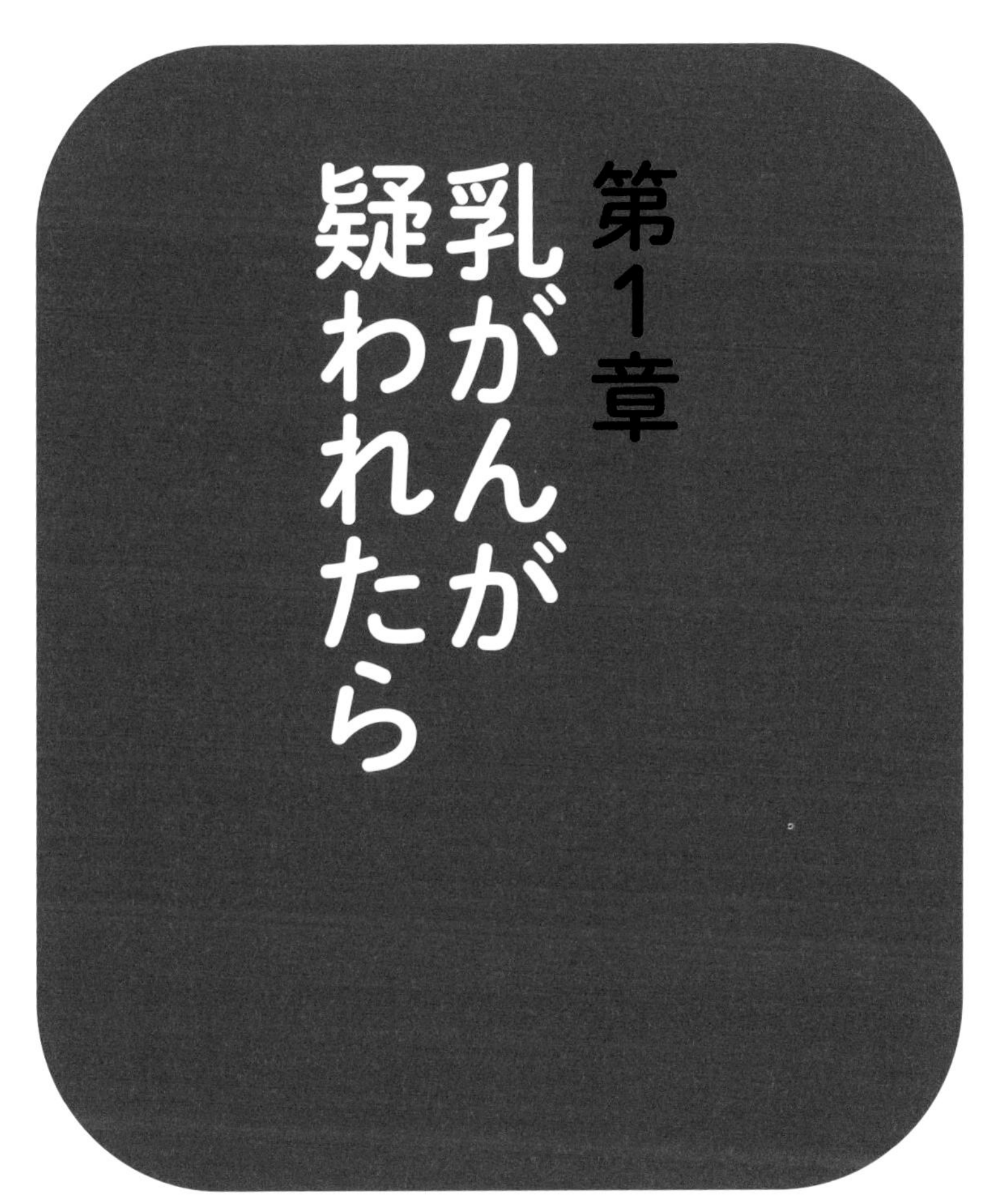

第1章 乳がんが疑われたら

乳がんはマンモグラフィなどの定期検査やセルフチェックにより、早期発見が可能な病気です。40歳になったら2年に1回はマンモグラフィによる乳がん検診を受診してください。

検査などで乳房のしこりが見つかっても、乳がんであると診断がつくまでには、病変の細胞や組織を顕微鏡で詳しく調べる必要があります。

1 乳がん検診

40歳以上の健常者を対象とした乳がん検診では、定期的にマンモグラフィ検査を受けることで、死亡リスクを減少させることができます。

死亡リスク減少のための乳がん検診

乳がんは、マンモグラフィ検査を行うことで死亡リスクを下げることができます。日本では1987年から視触診による乳がん検診が始まりました。その後、2000年には50歳以上、2004年からは40歳以上の人に対して、2年ごとにマンモグラフィ検査を併用した乳がん検診が行われるようになりました。

40歳未満の人については検診によって乳がんによる死亡率を減少させるという科学的根拠が不明で、過剰診断[※1]のリスクもあることから、乳がん検診の対象となっていません。何らかの異常を感じている場合や遺伝性リスクが高いことがわかっている人は、検診ではなく直接医療機関を受診しましょう。また、定期的に検診を受けていても、その間にがんが発生するリスクはありますから、異常を感じた場合は次の検診まで待たずに、ただちに医療機関を受診してください。

乳がん検診（1次検診）では40歳以上の女性を対象に、マンモグラフィまたは視触診併用の検査を実施していますが、40〜69歳の過去2年間での受診率は47・4％です（厚生労働省「2022年国民生活基礎調査におけるがん検診の受診状況について」）。

また、2020年度の乳がん検診（マンモグラフィ）受診者数は310万920

●乳がん検診受診者数・要精密検査者数（2020年度）

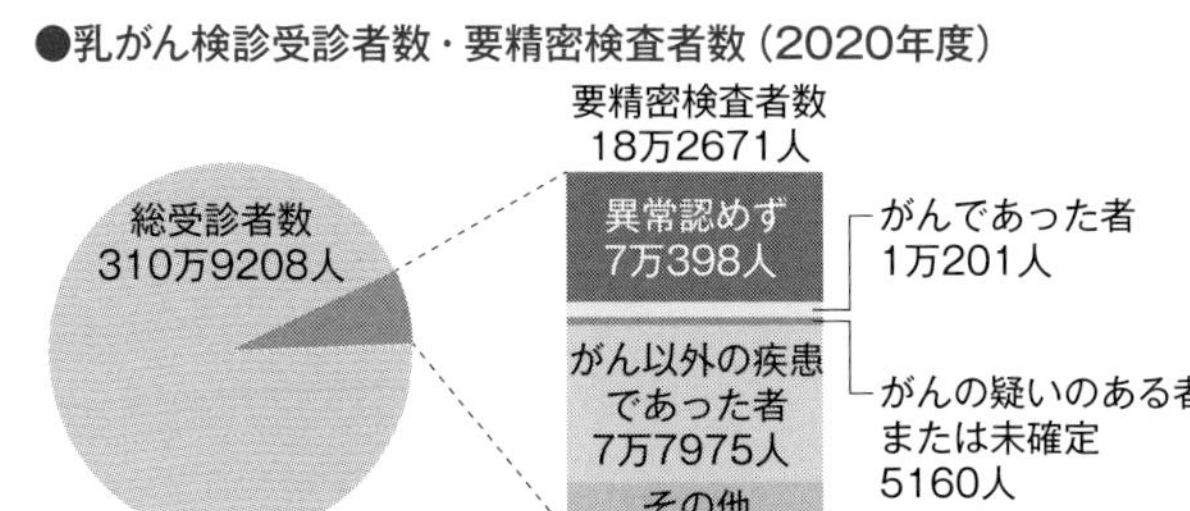

総務省統計局「2020年度地域保健・健康増進事業報告」をもとに作成

※1〈過剰診断〉検診には、がんを早期発見し死亡率を下げるなどのメリットがある一方で、デメリット（不利益）がある。すぐに治療する必要のない、早期の非浸潤がんを見つけてしまう過剰診断も不利益のひとつ

8人。そのうち要精密検査となった割合は5・9%。最終的に乳がんが発見されたのは1万201人で、がん発見率は0・32%でした。要精密検査といわれた人のうち、がんであった人は約18人中1人です。要精密検査と判定された場合はかならず、2次検診を受けましょう。

●科学的根拠にもとづいた乳がん検診の推奨レベル

マンモグラフィ単独（40～74歳）	推奨グレードB	死亡率減少効果を示す相応な証拠がある。
マンモグラフィと視触診の併用（40～64歳）	推奨グレードB	死亡率減少効果を示す相応な証拠がある。 ※65～74歳については併用に関する証拠が認められなかったためマンモグラフィ単独を推奨
マンモグラフィ単独および視触診との併用（40歳未満）	推奨グレードI	40歳未満の乳がん罹患率は低く、死亡率減少効果を検討した研究も極めて少ないため効果を判断できない。
視触診単独	推奨グレードI	死亡率減少効果が不明。精度管理ができない状況では任意型検診としても実施すべきではない。
超音波検査（単独・マンモグラフィ併用）	推奨グレードI	死亡率減少効果を検討した研究がないため、効果を判断できない。

http://canscreen.ncc.go.jp/guideline/pdf/nyugan_kenshin_guidelinebook_20140430.pdf から改編して使用
推奨グレードB：推奨する　推奨グレードI：地域住民や職域に対する健診では推奨しない

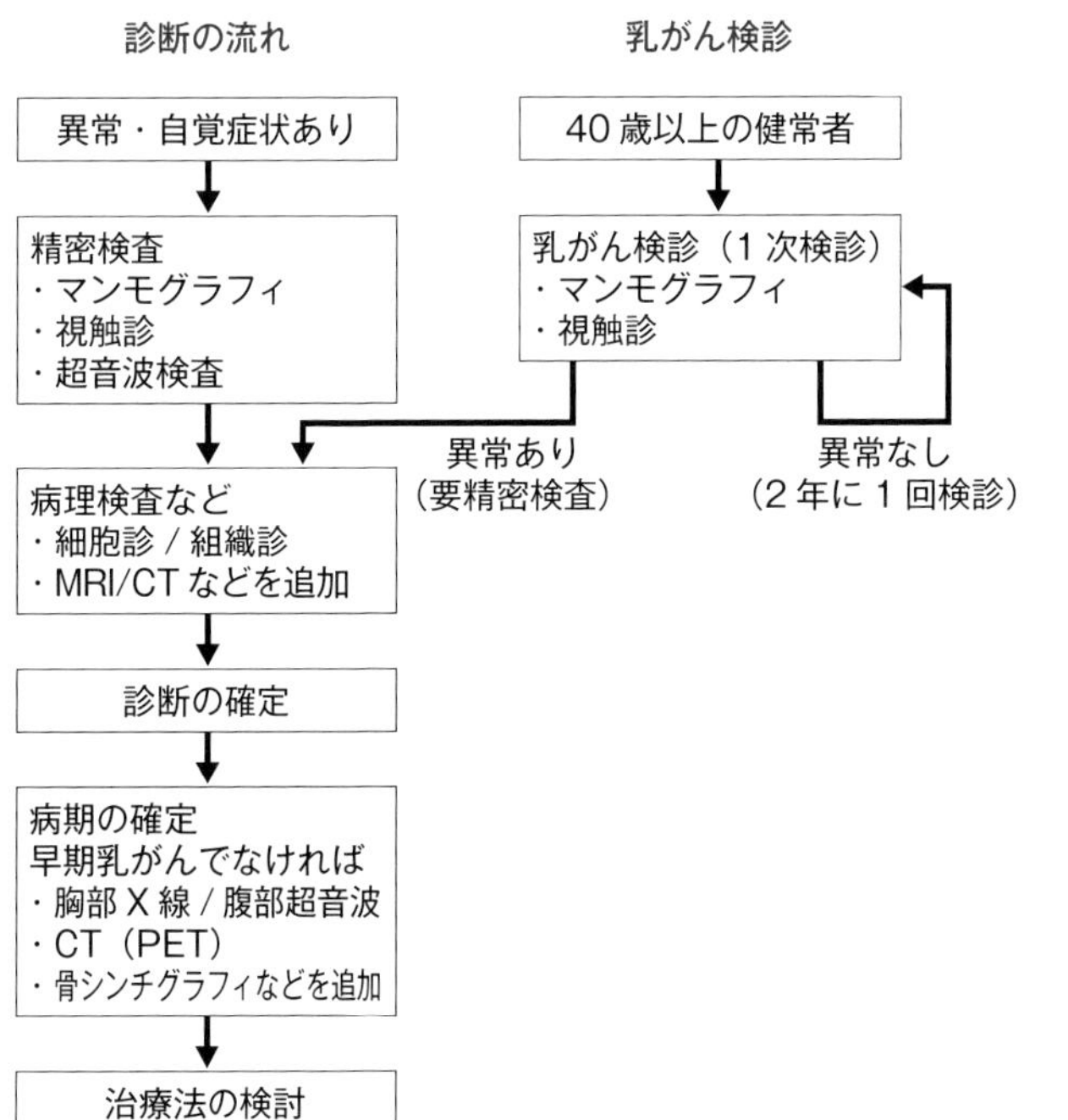

で、40歳以下または高齢者の検診においてそのリスクが考えられる。

基本はマンモグラフィによる検査

マンモグラフィはX線撮影による画像診断装置です。マンモグラフィでは、2枚の透明な板で乳房を挟んで圧迫し、薄く伸ばして撮影します。左右それぞれの乳房を、上下・左右から挟んで上からと斜め上から、計4枚撮影することになります。乳房だけでなくリンパ節まで確認できるようにわきの下まで板で挟むため、痛いこともあり、検査を受けることに恐怖心を抱いている人も少なくありません。しかし、挟んで広げた部分が下側の板のフィルムに記録される仕組みであるため、乳房を薄くしているほうが放射線量が少なくて済み、がん以外の正常な部位の重なりを少なくすることで、正確に診断できるようになるのです。我慢できないほどの痛みであれば、撮影技師に伝えて緩めてもらうこともできます。

マンモグラフィ検査では、視触診ではわからない、しこりとして触れない石灰化した病変を見つけることができます。そのため乳がんの早期発見には欠かせない検査で、マンモグラフィ検査による検診を受けることで死亡率減少の効果があると証明されています。

ただしこの検査では、乳腺症などの良性腫瘍も乳がんと同じように白くなって写り、その画像を見ただけでは良性か悪性かを確定することはできません。とくに若くて乳腺が発達している人や、乳房が小さくて乳腺が密集している人（高濃度乳腺）は診断が難しいとされています。また、X線を使った検査であるため、妊娠中の女性は受けるべきではありません。

●マンモグラフィ診断画像

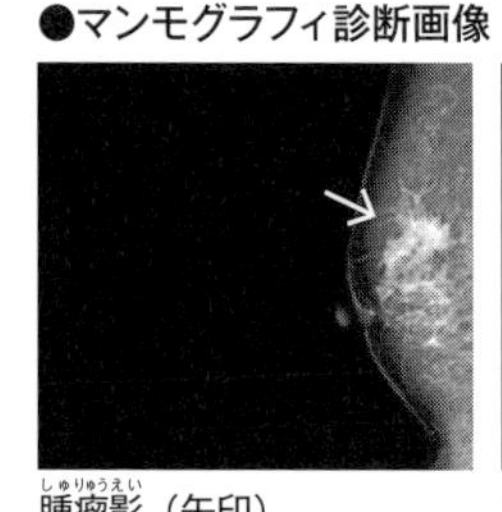

腫瘤影（しゅりゅうえい）（矢印）

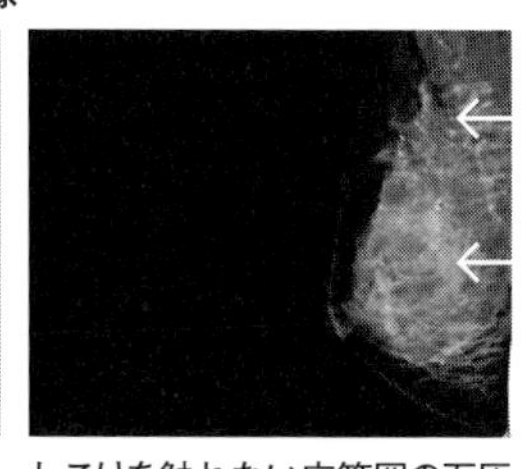

しこりを触れない広範囲の石灰化で発見される乳がん（矢印）

〈マンモグラフィのカテゴリー分類〉

マンモグラフィの結果から、がんの疑いを示す指標

カテゴリー1　異常なし

カテゴリー2　良性病変のみ

カテゴリー3　がんを否定できず（がんの確率は5～10％）

カテゴリー4　がんの疑い（がんの確率は30～50％）

カテゴリー5　マンモグラフィ上はがん（ほぼ100％）

妊娠中でも行える超音波（エコー）検査

超音波を乳房表面に当て、波が反響するようすから病変がないかどうかを調べるのが超音波検査です。マンモグラフィのように石灰化した病変を見つけることはできませんが、数mm程度の小さなしこりを見つけることに適した検査です。白黒画像のなかに現れる濃淡や形、境界の鮮明さなどから、良性腫瘍と乳がんとを見分けることにも役立ちます。しかし、検診として死亡率減少の効果があるかどうか、科学的根拠はまだなく、検討中です。

検査ではベッドにあおむけになり、腕を上げた状態でプローブ（探触子）を乳房に当て、さまざまな方向に滑らせながら画像を映し出していきます。超音波検査はマンモグラフィのように科学的な死亡率減少効果は証明されていません。

●マンモグラフィを受けるとき

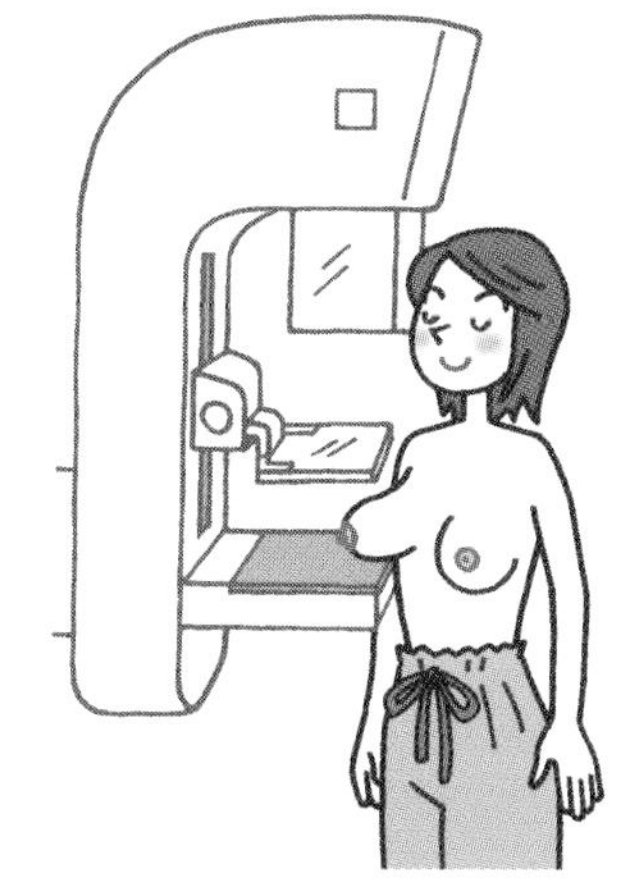

リラックスしたほうが痛みを感じにくい。乳房が張っていない、月経の後に受診するのもひとつの方法。

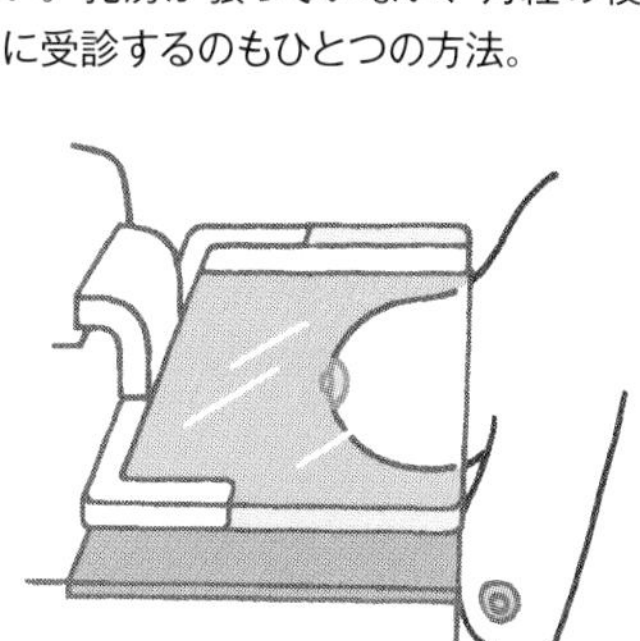

乳房を圧迫板という透明な板で挟み、できるだけ薄く伸ばして撮影する。

●超音波診断画像

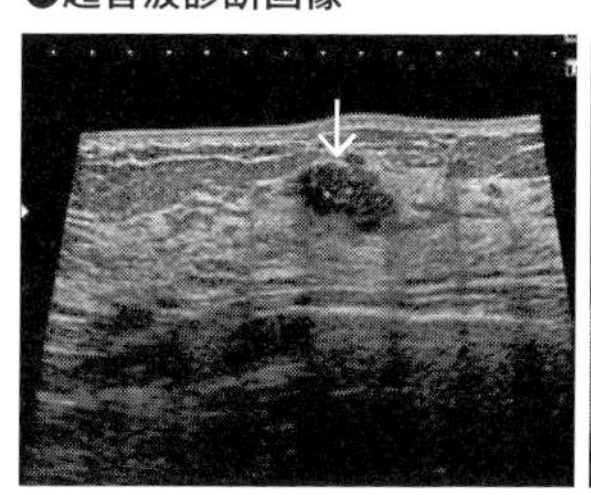

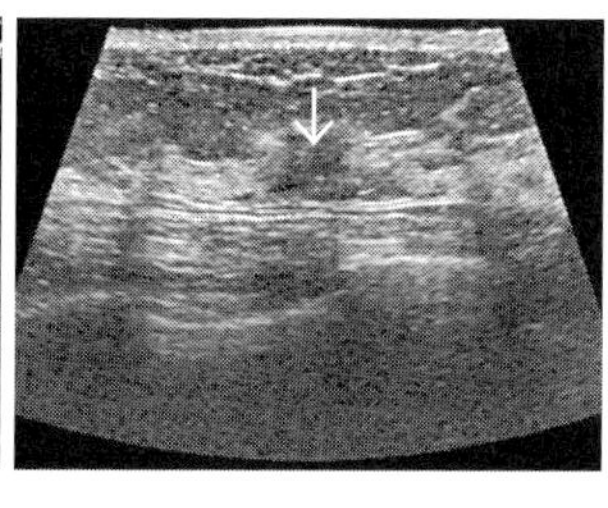

画像は2点とも乳がん（矢印）

〔デジタルマンモグラフィ〕
X線フィルムではなくコンピュータの画像処理で行う検査方法。濃度やコントラストの調節、拡大などが行いやすいため、通常のマンモグラフィよりも高精度で診断ができるとされている。

2 ふだんの乳房の状態を知っておく

乳がんを早期発見するためには、乳房を意識する生活習慣が重要です。日頃から自分の乳房の状態に関心をもち、変化を感じたらすみやかに受診しましょう。

乳房を意識する「ブレスト・アウェアネス」

乳がんでは、以前は自分で乳房を触って調べる「セルフチェック（自己触診）」が推奨されていました。しかし、一般の人が触診をして異常を探すのは困難です。そこで近年では、日頃から乳房を意識する生活習慣「ブレスト・アウェアネス」が推奨されるようになりました。

ブレスト・アウェアネスには、以下の４つのポイントがあります。

①自分の乳房の状態を知る

着替えや入浴、シャワーなどの際に乳房を見て、触って、感じてみます。診察しようと意気込む必要はないので、日常生活の流れのなかで気軽に乳房を意識することを習慣づけます。

②乳房の変化に気をつける

ふだんの自分の乳房の状態を知っていれば、変化に気づくことができます。気をつけなければいけない乳房の変化は、左ページの「乳房のチェックポイント」を参考にしてください。

③変化に気がついたらすぐに医師に相談する

しこりや皮膚のへこみなどの乳房の変化があったからといって、かならずしも乳がんであるとはいえません。しかし、変化に気づいたときは、なるべく早く乳腺科や乳腺外科などのある医療機関を受診してください。早く受診することで早期発見につながり、乳がんが治る可能性も高くなります。

④40歳になったら、2年に1回乳がん検診を受ける

40歳になったら、マンモグラフィ検査（18ページ）による乳がん検診を受けましょう。定期的に乳がん検診を受けることも、ブレスト・アウェアネスのひとつと位置づけられています。

●乳房のチェックポイント

乳房のしこりの自覚	しこりは乳がん以外の良性変化の可能性もありますが、しこりを感じたらすぐに医師へ相談しましょう。
乳頭からの分泌物	朝起きたら乳頭付近の下着が汚れていることがあります。とくに黒っぽい赤色や褐色の異常分泌はすぐに医師へ相談しましょう。
乳頭や乳輪のただれ	乳頭や乳輪の皮膚のただれは皮膚の病気のほかに乳がんの早期の症状のことがあります。ただれを見つけたら、すぐに医師に相談しましょう。
乳房の皮膚のへこみや引きつれ	乳房の皮膚にへこみを自覚したら、すぐに医師に相談しましょう。
乳房痛	乳房の痛みは、乳腺症などの良性変化が原因のこともありますが、乳がんの症状のこともあります。乳房痛を感じたら、すぐに医師に相談しましょう。

［参考］乳がん検診の適切な情報提供に関する研究「ブレスト・アウェアネスのすすめ」より改編

3 乳がんと間違えやすい病気

乳房にしこりを感じたからといっても、すべてが乳がんではありません。しこりの症状がある他の病気の可能性もあります。

「しこり＝乳がん」ではありません

自分で乳房のチェックをしているときにしこりを感じると、「乳がんかもしれない」と不安になります。しこりが乳がんによるものである可能性はありますが、しこりがあるからといってすべてが乳がんであるわけではありません。一般に、乳がん以外の病気によるしこりはやわらかく、触るとよく動くのに対して、乳がんのしこりはかたくてゴツゴツしているといわれています。

乳房はエストロゲン※1やプロゲステロン※2といった女性ホルモンの影響を受けて乳腺※3が大きくなるため、月経周期により乳腺がかたくなり、痛みやしこりを感じることもあります。しかし、しこりや痛みの原因が、乳がんではない乳腺の病気であることもあるので、月経周期に関係のないしこりに気づいたら専門医を受診してください。

乳腺周辺でみられる良性のしこり

乳がん以外の、乳房にしこりがみられる病気としては「乳腺症」「乳腺炎」「乳腺線維腺腫」「葉状腫瘍（ようじょうしゅよう）」が代表的です。いずれも乳がんとは関係のない良性の変化

※1〔エストロゲン〕
「卵胞ホルモン」とも呼ばれる女性ホルモンのひとつ。おもに卵胞や黄体から分泌される。子宮や乳腺の発達を促すホルモンで、40代後半から分泌量が減少すると更年期症状を引き起こす。

※2〔プロゲステロン〕
「黄体ホルモン」と呼ばれる女性ホルモンのひとつで、排卵後、卵胞が黄体に変化するとともに分泌される。子宮内膜を厚くして受精卵が着床しやすい状態にするなど、妊娠の持続に作用する。妊娠後は胎盤からも分泌される。

や腫瘍で、原因や治療法はそれぞれ異なります。

〈乳腺症〉　30～40歳代の女性に多くみられる良性変化で、しこりに加えて、乳房の痛みや張り、乳頭からの異常分泌などの症状がみられます。女性ホルモンの分泌とのかかわりが大きく、月経前にしこりが大きくなるなどの症状が出て、月経後には縮小するのが特徴です。月経周期と連動した症状の場合はようすをみていてもよいですが、月経周期と関係のないしこりや痛み、血液が混じった乳頭分泌物が見られた場合は、乳がんが隠れている可能性もあります。

〈乳腺炎〉　産後の授乳期に多く、乳汁のうっ滞や細菌感染によって起こる乳房の炎症です。おもな症状は、赤い腫れ、痛み、膿(うみ)、しこりで、発熱や悪寒、ふるえなどの症状をともなう場合もあります。通常は抗生物質による治療を行いますが、乳頭から細菌が侵入したことによる化膿性(かのうせい)乳腺炎など、重症化したときには乳房を切開して膿を出さなければなりません。ただし、まれに炎症性乳がん（39ページ）であることもあり、高熱をともなわないのに乳房が腫れる場合は受診が必要です。

〈乳腺線維腺腫・葉状腫瘍〉　10代後半～40歳代の女性に多くみられる良性腫瘍で、コロコロしてよく動くしこりが特徴です。しこりが複数個できることもあります。女性ホルモンの影響によるものであるため、閉経後には自然にしぼんでしまうことがほとんどです。乳がんの発病とは関係なく、しこりが大きくなったり、気になる場合以外は経過観察とされますが、急速に大きくなる「葉状腫瘍（29ページ）」などの場合は切除する治療が行われます。

※3〔乳腺〕
乳汁をつくる「小葉(しょうよう)」と乳汁を乳頭まで運ぶ「乳管」から成る器官で、乳房の約10％を占める（それ以外の90％は脂肪細胞）。大人の女性の乳房では、15～20個の乳腺が乳頭を中心として放射状に並んでいる。

4 「乳がん」と診断がつくまで

マンモグラフィなどで乳がんの可能性があったら、さらに詳しい検査を経て確定診断となります。まずは細胞や組織を調べ、広がり具合や悪性度を診ます。

病変を採取して診断を確定

自身での乳房チェックや乳がん検診でしこりなどの症状があり、マンモグラフィや超音波検査でもしこりや石灰化が見つかった場合、乳房から細胞や組織を採取して、がん細胞を顕微鏡で直接見る検査が行われます。

しこりなどを直接見る方法には、細い注射針で細胞を吸引する「穿刺(せんし)吸引細胞診」と、それよりもやや太い専用の針を使って組織を取り出す「針生検[※1]（組織診）」があります。

細胞診と組織診

細胞診と組織診では、それぞれに細胞・組織を採取できるレベルに違いがあり、受診する人への負担も異なります。細胞診検査ではおもに穿刺吸引細胞診が行われますが、乳汁（乳頭分泌物）の細胞診などが行われることもあります。

〈穿刺吸引細胞診〉 超音波で病変部の場所を確認しつつ、注射針を刺して細胞を吸引する検査法。細胞診に使われる注射針は大変細いので、局所麻酔は行いません。検査時間も10分程度で、負担の小さな検査です。しこりであれば高い精度での診断

※1〔生検〕
生体組織（または材料）検査のこと。バイオプシーと呼ぶこともある。乳がんの生検では針を使って組織や細胞を採取するが、臓器によっては内視鏡で採取することもある。

がでますが、採取できる細胞の量がごくわずかなため「悪性の疑い」「鑑別困難」との判定がなされることもあります。確定診断の際には細胞診と針生検などを組み合わせて行われることもあります。

〈針生検（組織診）〉 いちどにひとつの細胞だけを採取する「コア生検」、専用針でいちどに複数の組織を吸引する「マンモトーム生検」など、針の太さや採取する方法によっていくつか種類があります。いずれの場合も太めの専用針を使って組織を取り出すため、局所麻酔を用いて行われます。検査ではマンモグラフィや超音波で採取する場所を確認しながら針を刺し、マンモトーム生検では病変組織を吸引します（コア生検では切り取る）。細胞診に比べて傷が大きめ（数㎜ほど）の検査ですが、たくさんの細胞を採取できる分、良性・悪性の判定に加え、がんの性質などもわかり、治療方針を決めるのに役立ちます。

〈病理検査〉 生検で採取した組織や細胞にがん細胞があるかどうか、がんの性質や悪性度などを顕微鏡で詳しく調べる検査。病理学的検査ともいう。

●穿刺吸引細胞診

病変部に細い針を刺して細胞を吸引する。痛みが少ないので麻酔はかけない。

●針生検
（マンモトーム生検）

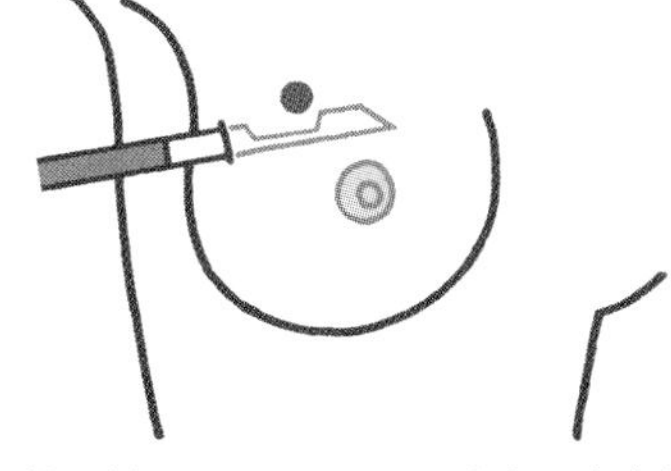

針の側面についている口から、病変部を吸引する。

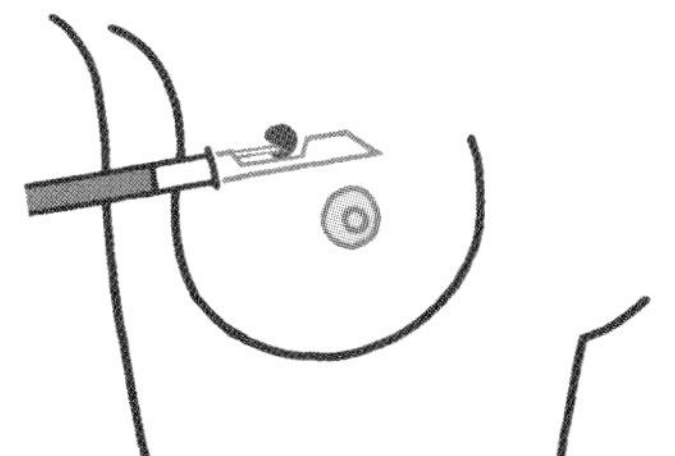

内刃が出てきて病変部を切り取り、針の中に回収する。

がんの広がり具合を画像で判定

マンモグラフィから細胞診、組織診を経て乳がんだと確定されたら、治療方針を決めるために、さらに検査を行います。乳がんの場合は、がんの広がり具合や悪性度、リンパ節への転移の有無を調べる必要があり、核磁気共鳴画像（ＭＲＩ）やコンピュータ断層撮影（ＣＴ）などによる画像診断を行います。

〈ＭＲＩ〉 磁気共鳴現象を利用して体内の断面図をさまざまな角度から撮影することができる画像診断法で、乳がんの広がり具合やリンパ節への転移の有無などを診るために行われます。乳房温存療法の可能性、切除する場合の切除範囲の検討など、治療方法を決断するうえでも欠かせない検査です。乳がんの広がり具合を診る場合は、ガドリニウム（Gd）というＭＲＩ造影剤[※2]を注射してから撮影する「造影ＭＲＩ（ＭＲマンモグラフィまたはＭＲＭ）」が行われます。造影ＭＲＩでは、がん自体が栄養を得て成長するためにつくり出した新生血管を撮影することができるので、がんの広がり具合がわかるのです。ＭＲＩ検査では被ばくの心配がありませんが、磁気によって金属が振動して損傷するおそれがあるため、心臓ペースメーカーやインプラントのボルトなどの金属が体内に埋め込まれている患者さんは受けられないことがあります。

〈ＣＴ〉 ＣＴは、ＭＲＩ同様にがんの広がり具合を診るときに行われます。乳房検査としては、ヨード造影剤を注射してから撮影する「造影ＣＴ」を原則として行います。最近ではらせん状に回転しながら撮影する「ヘリカルＣＴ」を導入している

※2〈造影剤〉
画像診断の精度を向上させるための薬剤のこと。造影ＭＲＩでは金属を含むガドリニウムを、造影ＣＴではヨードを、血管内に注射して撮影する。いずれも、まれに吐き気やめまい、発疹（ほっしん）、発熱などの軽い副作用が起きることがある。造影剤に対するアレルギーがある場合は、アナフィラキシー反応が起きることもあり、気管支喘息（きかんしぜんそく）などのアレルギー性疾患がある人には造影剤を使った検査を行わないこともある。

ところも増えています。１枚ずつの断層面をX線で撮影する従来型のCTに比べて短時間で広範囲を撮影できるヘリカルCTは、被ばく線量も少なくて済み、三次元画像で診断することができるので、さらに小さながんも見つけやすくなります。

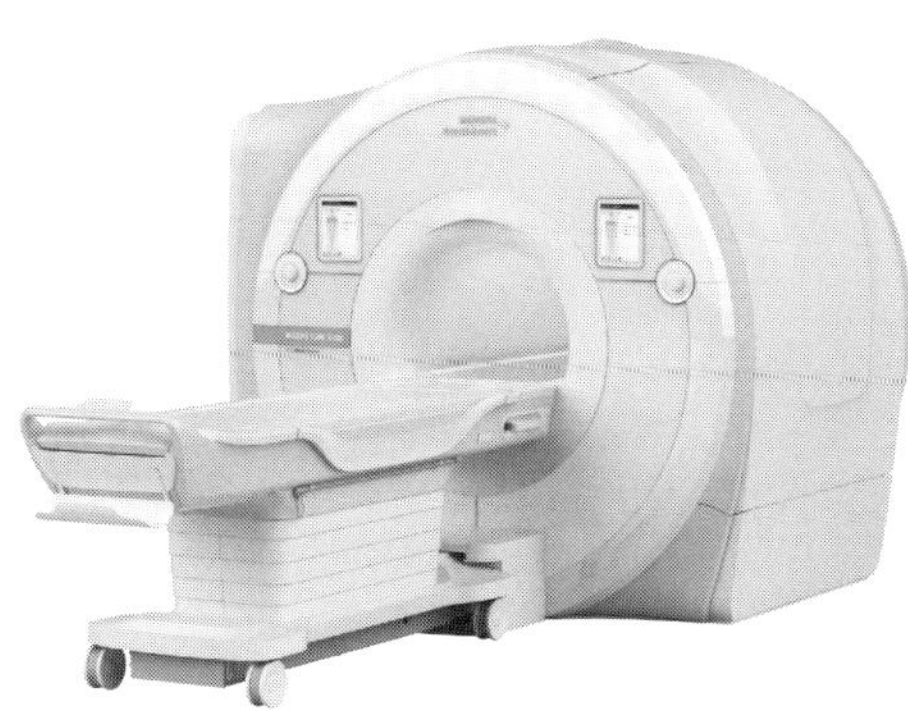

MRI装置
検査にかかる時間は30分程度。強力な電磁波を発するトンネルの中に横たわり、撮影する。

（写真提供：シーメンスヘルスケア株式会社）

MRI画像

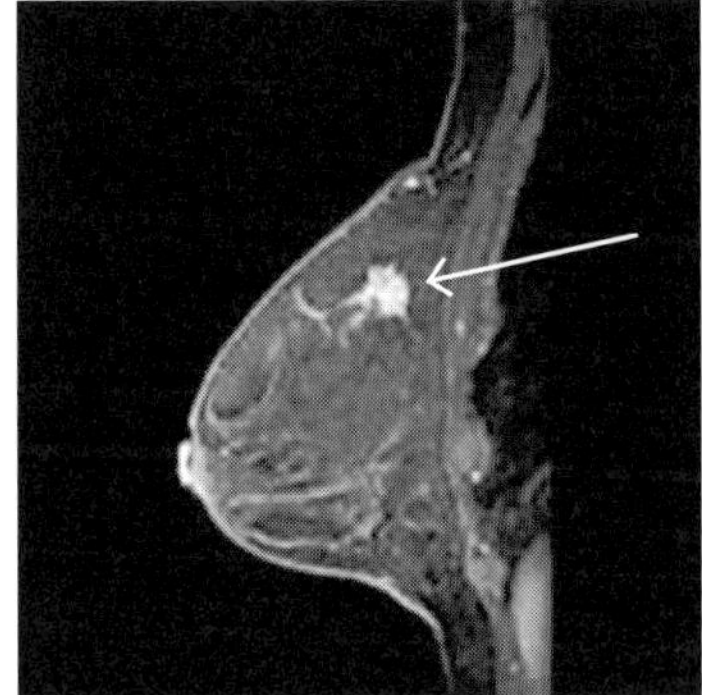

しこりを触れる乳がん（矢印）

しこりを触れない広範囲の乳がん（白い矢印）

CT画像

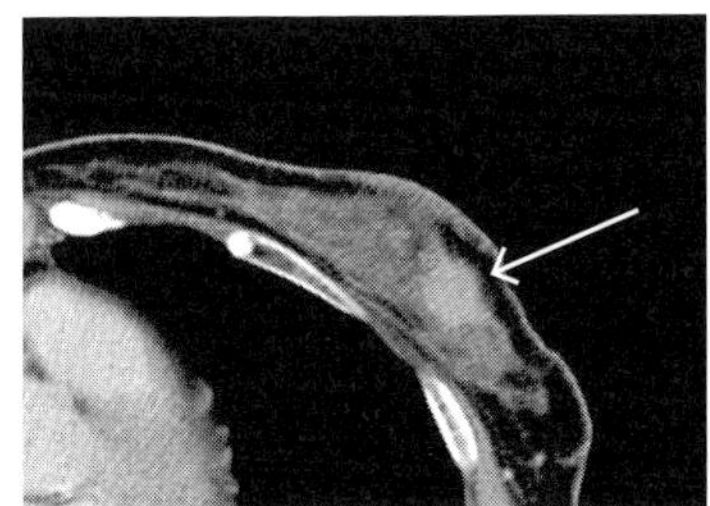

通常型乳がん（矢印）

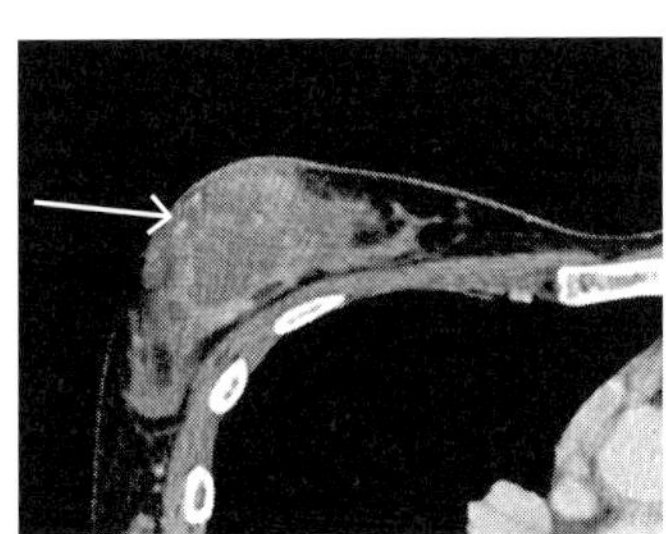

急増大した特殊型乳がん（矢印）

Q&A

Q 乳がん検診を受ける頻度、受ける年齢はどれくらいでしょうか？

A 日本では乳がんのリスクがもっとも高い40歳以上の女性に対して、2年に1回、マンモグラフィ検査による乳がん検診受診を推奨しています。40歳以上の世代では、マンモグラフィ検査を受けることで得られる利益（乳がんが発見でき、命が助かる）とリスク（過剰診断や、マンモグラフィで被ばくすることなど）を比較した場合、利益がリスクを上回っているためです。

30歳代でも乳がんになることを心配して検査を希望する方がいるかもしれませんが、30歳代の人がマンモグラフィ検査を受けることで死亡率が下がるのか、科学的根拠は得られていません。逆に若い人は、乳腺が発達しているためにマンモグラフィでは異常を見つけにくいことに加え、偽陽性（「がん疑い」とされたものの精密検査で「がんでない」とされる）、身体的・心理的負担、がんへの不安など、さまざまな不利益が利益に対して十分小さいとはいえません。

Q マンモグラフィ検査など、放射線の検査による悪影響はありますか？

A 高線量の放射線被ばくにより、がんや白血病が増加することが科学的に認められています。しかし、放射線を使った検査で、全身が均等に被ばくすることはまれですし、マンモグラフィのように低線量の放射線をからだの一部に照射する場合の発がんリスクも、極めて低いとされています。

リスクが低いとはいえ、30歳代以下の人に対してマンモグラフィ検査が推奨されていないことは前述のとおり。利益との兼ね合いが重要です。

また、遺伝的に乳がんのリスクが高い人（88ページ）に対して行われた研究では、30歳前に頻繁に検査被ばくをした場合、被ばくしていない人に比べて3倍以上乳がんになりやすかったという報告があり、MRIを含む検査がすすめられています。

Q　マンモグラフィ検査はとても痛いと聞いていますが、かならず受けないといけませんか？

A　２枚の透明な板で乳房を挟んで薄くした状態でX線撮影を行うマンモグラフィは、乳房を挟むときの痛みをともないます。しかし、このように薄く伸ばして挟むのは、がんを見落とすことがないよう、乳房の全体を撮影するためです。また、薄くしたぶん放射線量を少なくできる、乳房を固定するのでブレずに鮮明な撮影ができるなど、挟むことのメリットがあります。

若い人や妊産婦に対して行う超音波検査は、マンモグラフィのような痛みを感じることはありません。ただし、超音波検査は良性と悪性の判断が難しいこともあり、その効果はマンモグラフィほど明らかではありません。

通常は我慢できないほどの痛みが続くことはありませんが、痛みの感じ方には個人差がありますから、あまりに痛みが強いときには、我慢しすぎずに放射線検査技師に伝えてください。最近では女性検査技師が増えていますので、男性検査技師に抵抗がある人は事前に検査する機関に問い合わせましょう。

Q　乳腺症などの良性のしこりが、その後悪性になって乳がんになることはありますか？

A　乳腺症や乳腺炎、乳腺線維腺腫といった、乳がんと間違えやすい病気は良性のもので、その後悪性になる心配はありません。しかし、乳腺線維腺腫自体はがんになることがなくても、良性の腺腫のなかに悪性のがんが隠れていることがあるので、しこりを感じたらきちんと検査を受けることが大切です。

また、葉状腫瘍（ようじょう）という病気は、初期は乳腺線維腺腫によく似た症状で、ほとんどは良性のものですが、なかには悪性のものもあります。さらに急激に大きくなるのが特徴で、なかには悪性のものもあります。さらに局所に再発を繰り返すうちに悪性化する場合もあり、病変をきちんと切除する治療が行われます。

乳腺症や乳腺炎などの良性のしこりだといわれても、一生乳がんにならないわけではありませんので、定期検診を受けるようにしてください。

Q&A

Q 痛みをともなうしこりであれば乳がんではないと聞きましたが、本当でしょうか？

A しこりは乳がんのもっとも特徴的な症状のひとつで、痛みをともなわない人もいれば、痛みがある人もいます。症状にはかなり個人差があり、何らかの症状だけで乳がんであるかどうかを決めることはできません。

痛みをともなうしこりは、女性ホルモンの影響による月経前症候群（PMS）の症状である可能性も少なからずあります。その場合は月経前後でかたさや痛みが変化しますので、月経周期と連動しているしこりや痛みであれば心配はいりません。

そもそも乳がんの初期はしこりも感じられないほど小さく、痛みはおろか、何も症状はありません。乳がんが進行していくと自分で触ってもわかるほどしこりが大きくなり、皮膚の赤みや痛み、腫れや出血などの症状が現れますから、症状が現れる前の初期の段階で見つけて、早めに治療を始めることが理想です。

Q 男性でも乳がんになることはあるのでしょうか？

A すべての乳がん患者のうち、約0・5～1％程度が男性です。男性の乳がんは、発症する年齢が女性より高めなのが特徴です。女性に比べて乳腺が小さく、皮下脂肪が少ないことから皮膚や筋膜へ浸潤しやすく、進行したものが多いため、予後もよくないとされてきました。乳房の異変に気づきにくいこと、気づいても乳腺外来を受診しにくいことも男性乳がんを進行させてしまう理由のひとつとなっています。しかし最近では、しこりが大きくなる前に見つかることも多く、悪性度がそれほど高くないことから、女性とあまり予後が変わらないと考えられています。

乳房にしこりや痛みなどの症状がある男性では、乳腺が肥大する「女性化乳房症」により、それらの症状が現れることがあります。女性化乳房症の場合は原則的に経過観察となりますが、原因に応じて薬物療法による治療を行ったり、乳房のふくらみの改善を希望する場合には乳腺切除を行ったりすることもあります。

第2章 乳がんの治療

乳がんの治療は病期（ステージ）や
がんのタイプなどによって決められます。
おもな治療法は手術、薬物療法、放射線療法ですが、
手術ができない進行がん以外ではこれらを組み合わせます。
乳房を切除した場合は、手術後のＱＯＬ向上のために、
自分のからだの組織や人工物を使った乳房再建が可能です。

1 治療を始める前に

乳がんの診断が確定したら、治療を始める前に知っておいてほしいことがあります。「標準治療」「先進医療」「チーム医療」などについても理解しておきましょう。

「乳がん」と診断がついたら

乳がんの症状がある場合や乳がん検診などで「乳がんの疑いあり」となった場合、細胞診、組織診などを経て乳がんであることが確定します。乳がんであることが確定した後は、治療方法を決めるための診断をします。

核磁気共鳴画像（ＭＲＩ）検査やコンピュータ断層撮影（ＣＴ）検査による「広がり診断」では、乳房内でのがんの広がりや反対側の乳房のがんの有無、腋窩(えきか)リンパ節への転移の有無と程度、遠隔転移の有無などを検査します。また、患者さんから採取した細胞の病理検査などによる「予後因子・予測因子の診断」を行い、乳がんの性質を調べます。

このような検査の結果と患者さんの希望を配慮したうえで、診断が確定して最初に受ける初期治療[※1]の方針を検討していきます。

科学的な根拠[※2]にもとづいて行われる最良の治療を選択

乳がんでは、リンパ節への転移の有無、遠隔転移の有無などにもとづく病期（ステージ）やサブタイプ分類から治療方針を検討し、それぞれの患者さんに合った治

※１〈初期治療〉
乳がんという診断が確定した後、最初に受ける治療のこと。病期、がんの広がり具合、がんの性質、患者さんの状態や希望などを考慮したうえで、局所治療と全身治療どちらを先に行うかなどを検討してから治療を始める。

※２〈科学的な根拠〉
臨床試験を通じて効果や副作用などが評価されたという科学的根拠。「エビデンス」ともいう。

療法が選択されます。

このとき、医師から「標準治療を」と説明されると、「効くかどうかわからない普通の治療をすすめられた」と感じてしまう患者さんがいます。そして、最先端の「先進医療」[※3]こそが効果の高い治療だと勘違いしている人も少なくありません。「標準治療」とは、多くの科学的な根拠（エビデンス）にもとづき、その時点で最良とされる治療で、一般的な患者さんに推奨される治療のことです。

乳がんの治療については世界的に研究開発が進んでおり、次々と新しい治療法や薬が誕生し、わずか1年前の薬でも「古い」とされてしまうほどです。しかも治療法はひとつではなく、患者さんに合わせて選択し、組み合わせて行われます。

一方、新しい薬にはそれまでにない効果を期待できることもありますが、かならずしも「最新の治療＝最善の治療」とは限りません。現在標準治療として行われている治療も、かつては最先端の治療でした。その後臨床試験を積み重ねて、さらに有用性の高い治療法が証明された結果、標準治療となったのです。

標準治療は科学的根拠にもとづいて最善だと広く認められた治療法で、これまでに多くの患者さんの治療において十分な結果を示しています。一方の先進医療は効果を評価するための治療法で、標準治療とは異なる効果を期待できる可能性はありますが、保険適用外となるために高額な医療費がかかりますし、効果や副作用は不確実です。

※3〔先進医療〕
　最先端の技術を用いた医療のうち、厚生労働大臣の承認を受けたもの。先進医療の種類ごとに適応となる疾患や施設などは限定されている。通常の保険診療ではなく、保険診療との混合診療が認められるが、先進医療の費用は自費負担となるうえに、高額療養費支給も受けられない。

患者さんを中心に各科の専門家による「チーム医療」を実現

乳がんの治療で患者さんが通うことが多いのは乳腺外科[※4]（または乳腺科、外科）ですが、実際には内科、放射線科、形成外科、病理診断科、緩和ケア科[※5]など、さまざまな診療科の医師たちが協力して治療にあたります。さらに看護師や薬剤師、ソーシャルワーカー、栄養士、検査技師など各分野の専門家が、患者さんの病気の治療はもちろん、生活の質（ＱＯＬ）向上のために、それぞれの立場から医療に加わります。このようにさまざまな分野の専門家が連携して、分野横断的に行う医療を「チーム医療」と呼び、各医療機関では連携体制の整備が進められています。

また、初期治療を行う医療機関と自宅近くの診療所やクリニックが連携する「医療連携」も、がん治療を行っていくうえでの大切なチーム医療のひとつです。術後フォローアップや経過観察期間中の診療などが自宅近くで受けられれば、患者さんの負担が軽減します。そのために医療機関同士で患者さんのさまざまな情報を共有し、効率的に診療できる体制を整えています。

乳がん治療におけるチーム医療では、患者さんやそのご家族もチームの一員です。治療方針の決定を医師に任せきりにしてしまうのではなく、わからないことは質問し、自分の希望を積極的に伝えることで、患者さん自身も治療に参加してください。ひとりの医師の意見だけでは不安だと感じるならば、セカンドオピニオンを受けることもできます。そのように自ら納得して治療を続けていくことが、長期間に及ぶ乳がん治療を続けていくうえで、とても大切です。

※4〔乳腺外科〕
乳腺外科のない医療機関では外科が窓口となるが、最近は乳腺外科、乳腺科を設置する機関が増えている。女性特有の病気であるため婦人科を受診する人もいるが、婦人科は子宮筋腫や子宮がんなど、卵巣や子宮、卵管などに発生する疾患を対象としている。

※５〔緩和ケア〕
病気にともなう身体的な苦痛や不安やうつ症状などの精神的なつらさ、経済的な問題、家族への対応を含めて、サポートを行うこと。患者さんのＱＯＬを保つことがいちばんの目的で、病期の状態や時期に関係なく、診断された直後からいつでも受けることができる。

〔乳腺専門医・認定関連施設〕
日本乳癌学会が診断、治療（手術、薬物、放射線治療）の分野において十分な経験・業績・知識を有すると認定した医師や施設。認定には試験に合格する必要がある。

臨床試験を打診されたら

臨床試験とは、開発されたばかりの薬や治療法の効果や副作用を、実際の患者さんの協力を得て確かめる試験のことです。薬や治療法を開発するときには不可欠な試験で、たとえばホルモン剤の服用期間と再発リスクの関係などは、数千人の患者さんの協力による臨床試験のおかげでわかりました。

臨床試験には大きく分けて2種類あります。ひとつ目は製薬会社が新薬の販売の承認を得るために行う「治験（ちけん）」、ふたつ目が医師や研究者がよりよい治療法を開発するための試験で、すでに市販されている複数の抗がん剤を組み合わせて効果の違いを調べます。

このような臨床試験では市販前の薬や新しい治療法をいち早く試すことができるメリットがある一方で、思いがけない副作用の可能性もあります。医療機関によっては、臨床試験コーディネーターという専門家が説明や相談にのることもあります。

●患者さんを中心とした「チーム医療」

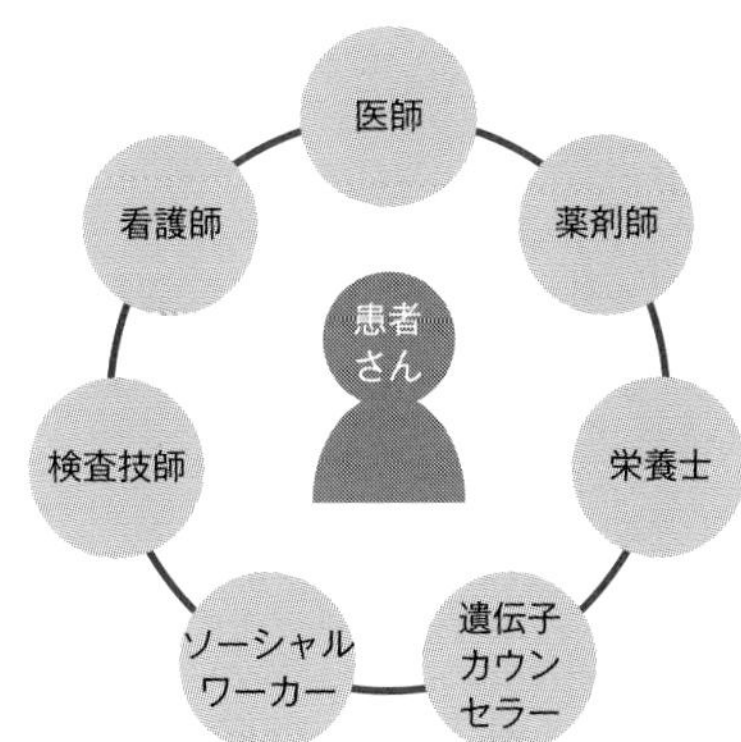

2 乳がんの病期（ステージ）

乳がんの大きさや広がり具合、転移の有無などからがんの進行具合を示すのが「病期」です。それぞれの病期ごとにおおよその治療指針も定められています。

乳がんの病期は0～Ⅳ期までの5段階

乳がんの治療法選択の目安となる「病期」は、しこりの大きさ、リンパ節への転移の有無、遠隔転移の有無によって0～Ⅳ期までの5段階に分類され、さらにⅡA期、ⅡB期、ⅢA期、ⅢB期、ⅢC期を加えた8期に分けられています。このステージ分類は、国際的にも一般的に用いられている「TNM分類」[※1]を基準としたものです。

この分類のうち、0期は「非浸潤がん」[※2]、Ⅰ期以降は「浸潤がん」[※3]と呼ばれます。非浸潤がんとは乳管内にとどまっているがんのことで、リンパ節や他の臓器への遠隔転移のリスクが低く、手術による根治の可能性も高いのです。

しかし、非浸潤がんのうちに治療をしないと、乳管の外までがん細胞が染み出した状態の浸潤がんになってしまいます。そうなると、乳房周辺に広がったり、リンパ節転移や遠隔転移のリスクも高まったりします。浸潤がんのなかでもⅠ期は「早期がん」ですが、Ⅲ期以降は「進行がん」と呼ばれる状態になります。

※1〈TNM分類〉
TNMは「Tumor（腫瘍）」「Lymph Node（リンパ節）」「Metastasis（転移）」の頭文字。
T：腫瘍のなかでも原発巣（最初にがんが発生した部分）の状態
N：リンパ節への転移
M：乳房から離れた臓器への遠隔転移

●乳がんの病期（TNM 分類）

病期	がんの大きさ	リンパ節転移	他の臓器への転移
0期	非浸潤がん	なし	なし
Ⅰ期	2cm 以下	なし	
ⅡA期	2cm 以下	わきの下のリンパ節に転移し、そのリンパ節は固定されておらず動く	
	2cm ～ 5cm 以下	なし	
ⅡB期	2cm ～ 5cm 以下	わきの下のリンパ節に転移し、そのリンパ節は固定されておらず動く	
	5cm ～	なし	
ⅢA期	5cm 以下	わきの下のリンパ節に転移し、そのリンパ節は固定されて動かないか、リンパ節が互いに癒着している または、わきの下のリンパ節に転移はないが内胸リンパ節に転移がある	
	5cm ～	腋窩リンパ節か内胸リンパ節に転移がある	
ⅢB期	がんの大きさやリンパ節転移の有無にかかわらず、がんが胸壁に固定されている しこりがない炎症性乳がん（39 ページ）もこの病期から含まれる または、がんが皮膚に出たり皮膚が崩れたり、むくんでいる		
ⅢC期	がんの大きさにかかわらず、腋窩リンパ節と内胸リンパ節の両方に転移がある または、鎖骨の上もしくは下のリンパ節に転移がある		
Ⅳ期	がんの大きさやリンパ節転移の有無にかかわらず、骨、肝臓、肺、脳など他の臓器への遠隔転移がある		あり

［出典］日本乳癌学会 編,『臨床・病理　乳癌取扱い規約 第 18 版』金原出版，2018 年を参考に作成

※２〔非浸潤がん〕　乳管内や小葉内にとどまっているがん。転移のリスクが極めて低く、手術療法のみで根治が可能だと判断される。

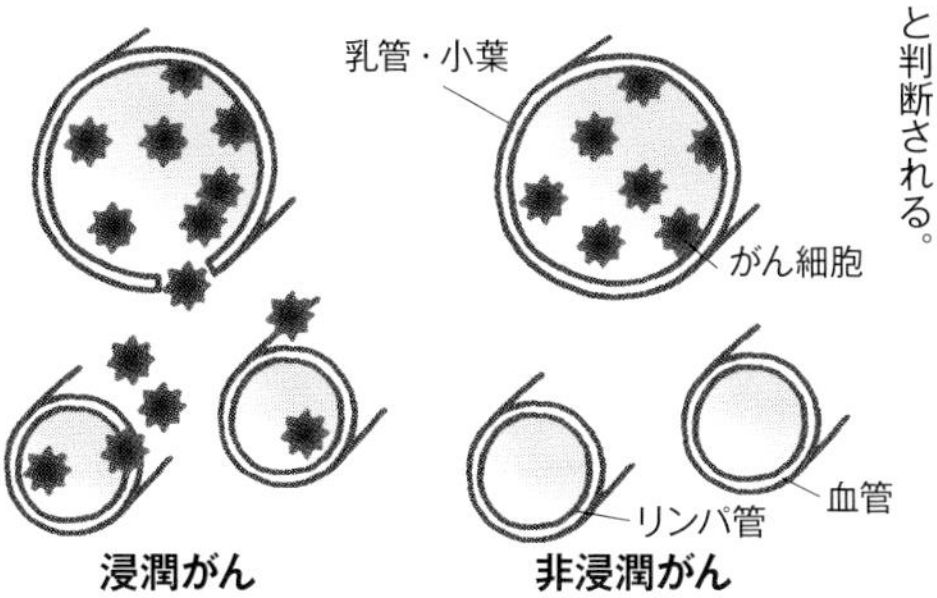

※３〔浸潤がん〕　非浸潤がんだったものが乳管や小葉の膜を破り、染み出した状態。しこりなどの自覚症状があるときには浸潤がんであることがほとんど。リンパ節転移や遠隔転移のリスクもある。

病期ごとの治療の特徴

病期による治療方針では、0期の非浸潤がんでは手術のみ、I～ⅢA期の浸潤がんも手術が前提となります。ただし、0期の非浸潤がんのなかには、乳管内にがんがとどまっているとはいえ、乳管に沿って乳房内で広がっている場合もあり、乳房部分切除ではなく乳房の全切除術を選択する可能性もあります。

浸潤がんの場合は、手術の前に薬物療法を行ったり、手術で取りきれなかったがん細胞を放射線で治療するなど、複数の治療法を組み合わせて行います。ⅢA期以降の進行がんの場合は、先に手術をせずに薬物療法を中心に治療することがほとんどです。

①0期

手術療法が中心で、乳房部分切除後の放射線治療や、がんでない側（健側(けんそく)）の乳房での再発を予防するためのホルモン療法を行うこともあります。

②I～ⅢA期

手術が可能な乳がん。手術時に切除した組織の病理学的検査を行い、がんの大きさや性質、組織学的グレード[※4]から再発の危険性を調べ、再発の危険性が大きいと判断した場合は、再発を予防するために薬物療法（術後薬物療法）や放射線療法（術後放射線療法）を行います。先に手術を行うことが多いですが、広がり具合によっては手術の前にしこりを小さくする術前薬物療法を行う場合もあります。

③ⅢB、ⅢC期

※4〈組織学的グレード〉
「がんの顔つき」と呼ばれるもので、細胞分裂の数やがん細胞の形態（正常な細胞との違い）によって決められる悪性度の指標のこと。1・2・3の段階で評価し、1は「悪性度が低い」、2は「中間」、3は「高い」の意味。

原則として先に手術を行いません。薬物療法や放射線療法でしこりを小さくして手術と放射線治療を行います。ただし、手術のみによる有効性は確立していません。治療前の生検の結果にもとづいて、使用する薬を決めます。

④ Ⅳ期

全身にがんが広がっているので、原則として手術は行いません。薬による全身治療でがんの進行と症状を抑えます。骨転移や脳転移に対して、骨折予防や症状を緩和するために、放射線治療や手術を行うことはあります。また、出血のコントロールなどＱＯＬ[※5]改善目的で乳房の手術を行うこともあります。

※５〔ＱＯＬ〕「Quality of Life」の略。生活または人生の質のこと。病気そのものは快方に向かうとしても、からだへの負担が大きい治療を行うことで人間らしい生活が困難になることもある。とくにがんなどの難治性疾患では、予後のＱＯＬまでも考慮して治療にあたるべきとの考え方が広がっている。乳がんの場合は、ＱＯＬ維持または向上のために乳房部分切除術を選択することもある。

炎症性乳がんとはどんな病気？

炎症性乳がんは、乳房表面の皮膚が赤く腫れてナツミカンの皮のようにボコボコした状態になるのを特徴とする、比較的まれな乳がんです。熱感もあり、まるで炎症があるような症状であるために「炎症性乳がん」と呼ばれています。

５年以内に再発する確率が高く、以前は手術不可能（治療は薬物療法か放射線療法）といわれていましたが、最近では乳がんの薬が進歩したため、薬物療法で効果がみられた場合には手術を行うことも可能になりました。

炎症性乳がんの治療では、まずは抗がん剤による全身治療を行い、遠隔転移のリスクを軽減。抗がん剤の効果があれば乳房切除術を行い、さらに術後に再発を予防するための放射線治療を行います。ホルモン感受性があれば、ホルモン療法も追加します。手術前の抗がん剤治療の効果がみられなかった場合は、放射線治療を追加します。薬物・手術・放射線のすべてを組み合わせて治療していきます。

3 乳がん治療のガイドライン

乳がんでは手術療法、薬物療法、放射線療法を組み合わせた集学的治療[※1]が行われます。まずはそれぞれの治療法の特徴を把握しておきましょう。

ひとつの治療法だけでなく組み合わせて行う

乳がんの治療を大きく分けると、手術、薬物、放射線の3種類で、これらを組み合わせて行います。このうち手術と放射線は、乳房のがん細胞をターゲットとして切除したり殺したりするため「局所療法」と呼び、全身に散らばった可能性のあるがんをターゲットとする薬物療法は「全身療法」と呼びます。

〈手術療法〉 乳房にできたがんを切除する治療法。がん細胞を小さくしてから手術を行う「術前薬物療法」、切除後に残ったがん細胞を殺す「術後放射線療法」を組み合わせることもあります。

◎乳房部分切除術 がんとその周辺組織だけを切除する方法で「乳房温存術」とも呼ばれます。通常は術後放射線療法とセットで行われます。

◎乳房全切除術 乳房全体を切除する治療法。乳がんが広範囲に広がっている場合や複数のしこりが離れた場所に多発している場合に選択されます。

◎リンパ節切除 わきの下のリンパ節を広く取り除く「リンパ節郭清（かくせい）」、早期がんにはがん細胞の転移が最初にみられるセンチネル（見張り）リンパ節のみを切除して顕微鏡で検査する「センチネルリンパ節生検」が行われます。

※1〔集学的治療〕 外科、内科、放射線など複数の治療法を組み合わせて行う治療のこと。とくに乳がんにおいては、集学的治療が基本とされている。

代表的な治療の費用の目安

	費用総額	3割負担の額
乳房部分切除＋センチネルリンパ節生検	65万円	19万5000円
乳房部分切除＋腋窩リンパ節郭清	93万円	27万9000円
乳房切除＋センチネルリンパ節生検	78万円	23万4000円
乳房切除＋腋窩リンパ節郭清	91万円	27万3000円
乳房切除＋センチネルリンパ節生検＋エキスパンダー	103万円	30万9000円
乳房切除＋センチネルリンパ節生検＋穿通枝皮弁法	218万円	65万4000円

◎**乳房再建**　乳房全部を切除した後、シリコンなどの人工物や患者さん自身の腹部や背中の脂肪で乳房のふくらみを取り戻す手術。

〈薬物療法〉　「手術前にがんを小さくしておく」「再発予防のため」「手術が困難な進行がんや再発に対して延命およびＱＯＬを維持・向上させる」などを目的に行われます。

◎**化学療法**　いわゆる抗がん剤治療。複数の抗がん剤を組み合わせて、繰り返し治療することもあります。がん細胞だけでなく正常な細胞にも影響を及ぼすことから副作用が起こりますが、副作用の予防対策も進歩しています。

◎**ホルモン療法**　女性ホルモンの受容体がある乳がんは、女性ホルモンの分泌によってがん細胞を増殖させてしまうので、女性ホルモンのはたらきを抑えます。

◎**分子標的治療**　がん細胞の増殖にかかわる物質をターゲットにして、そのはたらきを阻害する薬を使用します。

◎**免疫チェックポイント阻害薬**　がん細胞は免疫を抑制するブレーキを使って増えていくため、そのブレーキを阻害する薬を使用し、免疫細胞ががん細胞を攻撃できるようにします。

〈放射線療法〉　高エネルギーのＸ線などを照射してがんを殺す治療です。乳房（部分）切除術の後や再発進行がんへの治療として行うこともあります。

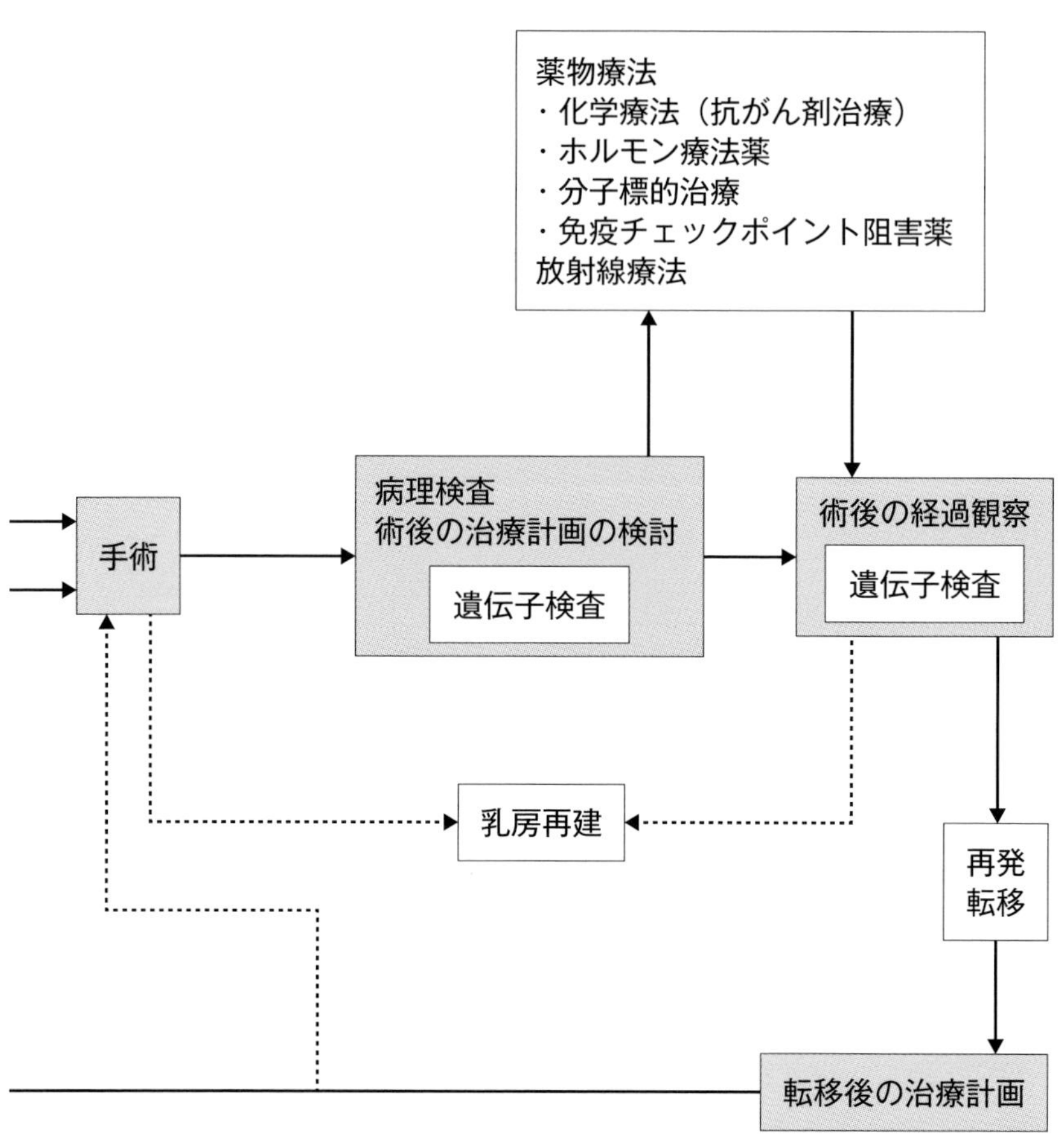

薬物療法
・化学療法（抗がん剤治療）
・ホルモン療法薬
・分子標的治療
・免疫チェックポイント阻害薬
放射線療法
手術
病理検査
術後の治療計画の検討
遺伝子検査
術後の経過観察
遺伝子検査
乳房再建
再発
転移
転移後の治療計画

標準的な治療として提供されるべき内容
患者の病状、嗜好、背景に応じた情報提供を行い、意思決定支援が必要な内容
標準的な治療の流れ
患者の嗜好や背景に応じて生じる流れ

●乳がん治療の流れ

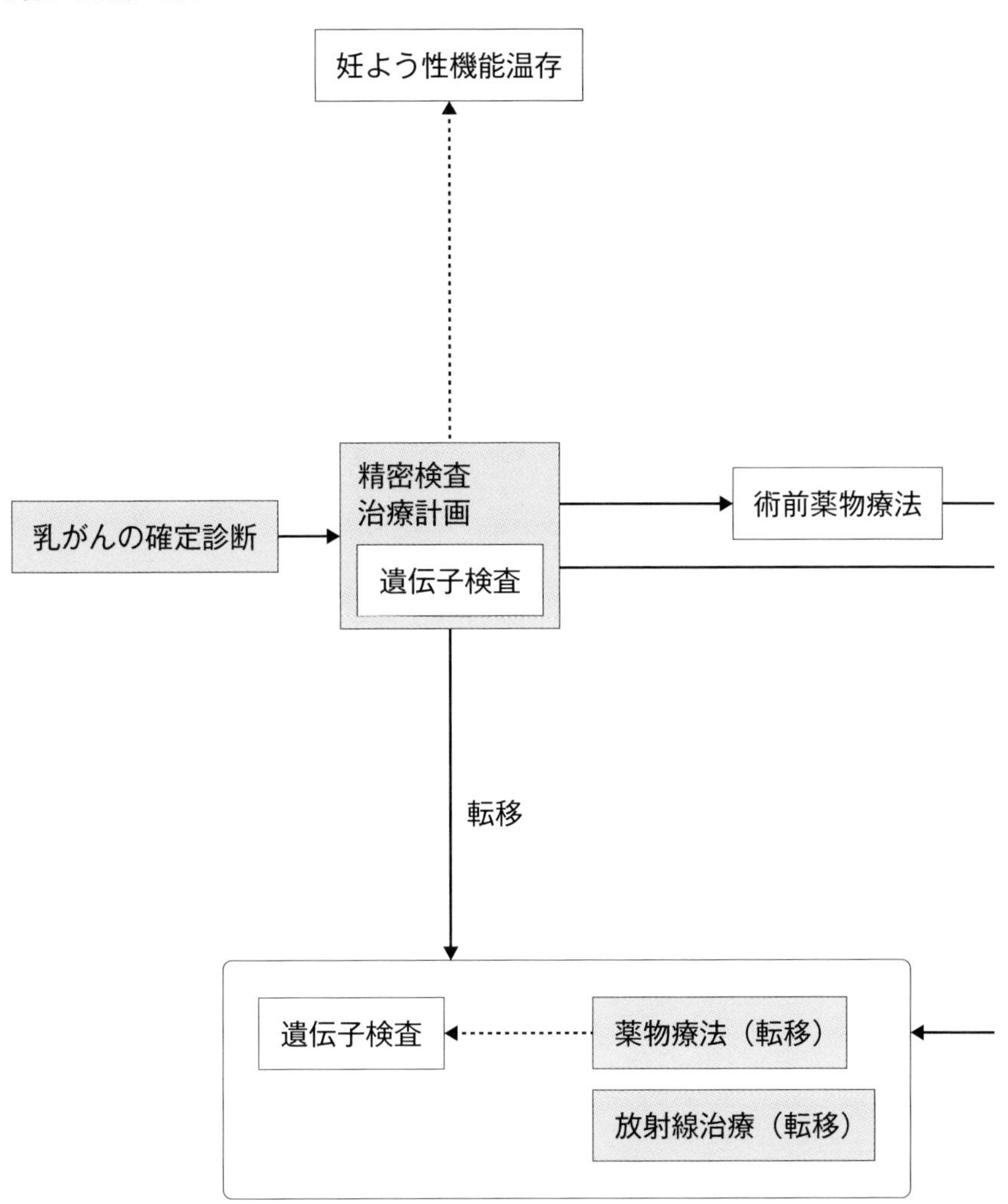

［出典］日本乳癌学会 編,『患者さんのための乳がん診療ガイドライン2023年版』金原出版，2023年より改編

4

〔手術療法〕乳房部分切除術

がん細胞とその周辺の組織を1〜2㎝広めに切除する、乳房全体を切り取らずに済む手術です。通常、術後放射線療法と組み合わせて行います。

がんが3〜4㎝以下なら適応

乳房の一部を切除する乳房部分切除術[※1]の適応となるのは、「がんの広がりが3〜4㎝以下」「病期が0〜ⅡA期」「多発性のがんではない」という項目に当てはまる場合です。また、患者さんが美容的満足度を高めることを目的に行う手術なので、美容的に満足できる乳房を残すことができるか、また本人が乳房を残すことを望んでいるかどうかも大切なポイントとなります。

術後の放射線治療を行うことが基本（原則必須）なので、これらの項目に当てはまっていても、妊娠中または放射線治療で強い副作用がでる可能性があるなどの理由から放射線療法が行えない場合には、乳房全体を切り取る乳房切除術が行われます。

乳房部分切除＋放射線による治療

乳房部分切除術を行う場合、事前にＭＲＩや超音波検査でがんの広がりと位置を正確に把握して、取り残しのないように切除する範囲を決めます。また、がんの広がりや位置、乳房の形などから切除の方法を選択します。

・**腫瘍摘出術**　しこりのみを切除する。通常は検査目的で行うもので、がんを取り

※１〈乳房部分切除術普及の背景〉

1980年代まで、乳がん手術といえば乳房すべてを切り取る乳房全切除術が標準治療とされていた。ところが、1985年に発表された臨床試験の結果によると、早期がんに対する「乳房部分切除」「乳房部分切除＋放射線」「乳房全切除」の3群を比較したところ、生存率に差はないということがわかった（ただし、部分切除のみの場合は局所再発が多い）。大きく切らなくても生存率に影響しないのであれば、全部を切り取る必要はない。そうした結果を受け、1990年代以降、早期がんに対しては術後のＱＯＬを重視した乳房部分切除術が主流になった。

残すリスクが高いので追加切除が必要になる。

・**乳房部分切除術**　がんを中心に円状にがんおよび周辺組織を切除する。切除範囲が狭く乳房の変形も小さくて済むが、がんを取り残すリスクがある。かならずしも円状に切除するのではなく、ＭＲＩなどの情報をもとに、がんの広がりに従って切除するのが一般的。

このとき、取り出した組織の断面を病理検査により調べ、断面にがん細胞がみられると「切除断端陽性」[※2]となります。切除断端陽性となった場合は、がんが取りきれておらず再発のリスクも高まるため、予定していた範囲よりも広めに追加切除したり、乳房切除術に切り替えたりすることもあります。

がんを切除した後は、切り取った部分に残った脂肪を寄せるなどして、できるだけ乳房の変形が目立たないようにします。切開するときにも、切開した傷口が目立たないように乳輪の縁やわきの下から切り取ることもあります。しかし、欧米人に比べて乳房が小さめで脂肪が少ない日本人は、ゆがみやへこみが目立ちやすくなります。がんを完全に切り取りつつ、乳房も変形なく残すとはかならずしもいかないことを理解しておいてください。

手術後、傷口が落ち着いたら、再発予防のための放射線療法を行います。それでも隠れたがんが残っていたり、同じ乳房内に新しい乳がんができたりするなど「温存乳房内再発」の可能性もあります。

※２〈切除断端陽性〉
部分切除術の手術中に病理学的診断（術中迅速診断）を行い、切り取った部分にがん細胞が残っていれば陽性、残っていなければ陰性となる。

●部分切除の例

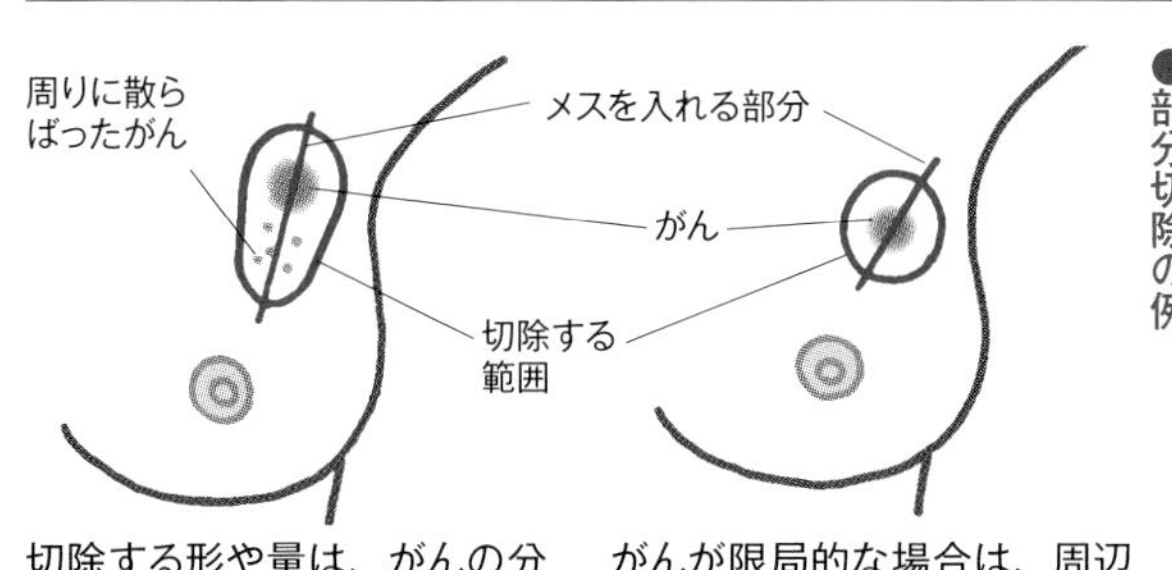

切除する形や量は、がんの分布に従って変わる。

がんが限局的な場合は、周辺組織ごと円状に切除。

5 【手術療法】乳房全切除術

乳房すべてを切除する手術法で、乳房内での再発リスクはありません。乳房再建術を行えば、切除してしまった乳房を取り戻すこともできます。

乳房全切除術は「全摘（ぜんてき）」とも呼ばれ、がんのある側の乳房すべてを切除する手術です。「初発のがん」「がんの大きさが3㎝以上」「病期はⅢA期まで」「病期がⅡA期以下であっても広範囲に多発している浸潤がん」「乳房内にとどまっている広範囲の非浸潤がん」が適応となり、乳房部分切除術ができない場合に行います。

乳房全切除術の術式は、胸の筋肉の残し方とリンパ節郭清（かくせい）の仕方によって異なります。かつては、乳房だけでなく、大胸筋※1、小胸筋※2、リンパ節全体をごっそり切り取ってしまうハルステッド手術※3が主流でしたが、この方法は腕を動かすときに痛みやしびれが出たり、肋骨（ろっこつ）が浮いて見えるなどＱＯＬ低下が著しい術式でした。

その次には、リンパ節への転移の具合によって、大胸筋と小胸筋を残し、リンパ節を切除する「両胸筋温存乳房切除術」が一般的に行われるようになりました。胸筋を残すので、肋骨も浮き上がらず、運動障害なども軽減されました。

切除した乳房を取り戻す乳房再建術は、乳房切除術と同時に行う「一次再建」、乳房切除後に間を置いて再建だけを行う「二次再建」に分けられます（52ページ）。

※1〈大胸筋〉
胸の前面を覆う筋肉。

※2〈小胸筋〉
大胸筋の下にある筋肉。

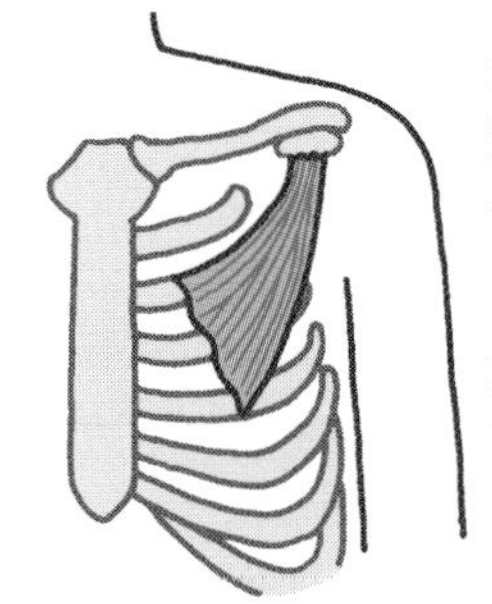

※3〈ハルステッド手術〉
乳房およびわきの下のリンパ節すべて、さらに乳房の下にある大胸筋や小胸筋まで切除する術式。以前は標準治療として行われていたが、現在はがんが筋肉に達している場合のみ行われる。

再建を前提とした皮膚温存・乳頭温存切除術

通常の乳房全切除術では、皮膚も一緒に切除してしまうため、人工物などの詰めものを入れて乳房再建をしても、皮膚がひきつれて乳房の形が整いにくくなります。

そこで、乳房の皮膚だけを残し、乳腺をすべて切除するのが「皮膚温存乳房切除術」[※4]です。皮膚温存乳房切除術では、乳頭と乳輪の部分を切開したところや、わきのほうから脂肪細胞ごと乳腺を取り出します。そして皮だけになった乳房には人工物などを挿入するので、胸のふくらみは維持されます。この術式では乳輪と乳頭を取ってしまいますが、乳輪と乳頭は乳房再建の後でつくることができます。

乳頭温存乳房切除術[※5]では、乳房の皮膚だけでなく乳輪と乳頭も残します。この場合、後から乳輪と乳頭をつくる必要はありませんが、乳腺の一部でもある乳頭を残してしまうと再発リスクが高まるという意見もあります。そのため、乳頭温存乳房切除術を行うときには、手術前の画像診断で病変が離れていることを確認し、さらに手術中にも顕微鏡の検査できちんと調べる必要があります。

※４〔皮膚温存乳房切除術〕①または②を切開（必要に応じて③も）

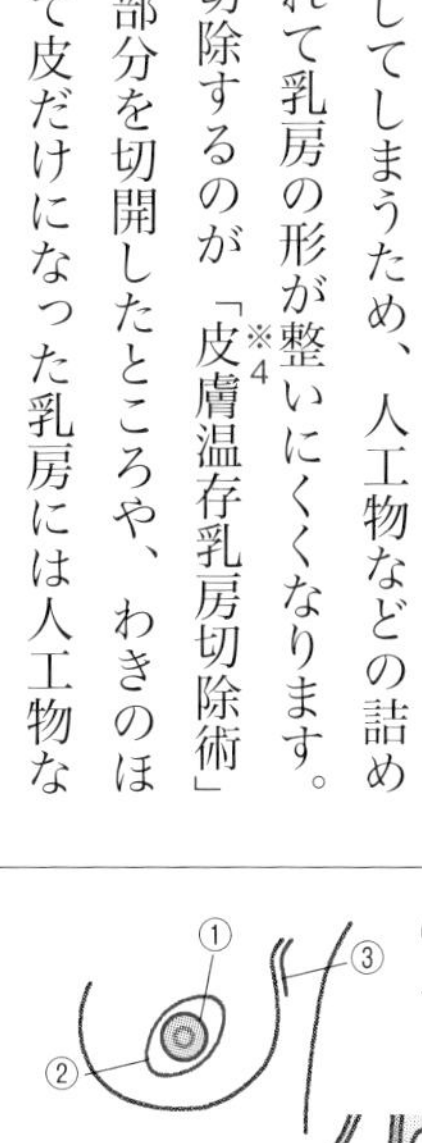

切除する範囲

※５〔乳頭温存乳房切除術〕①を切開（必要に応じて②も）

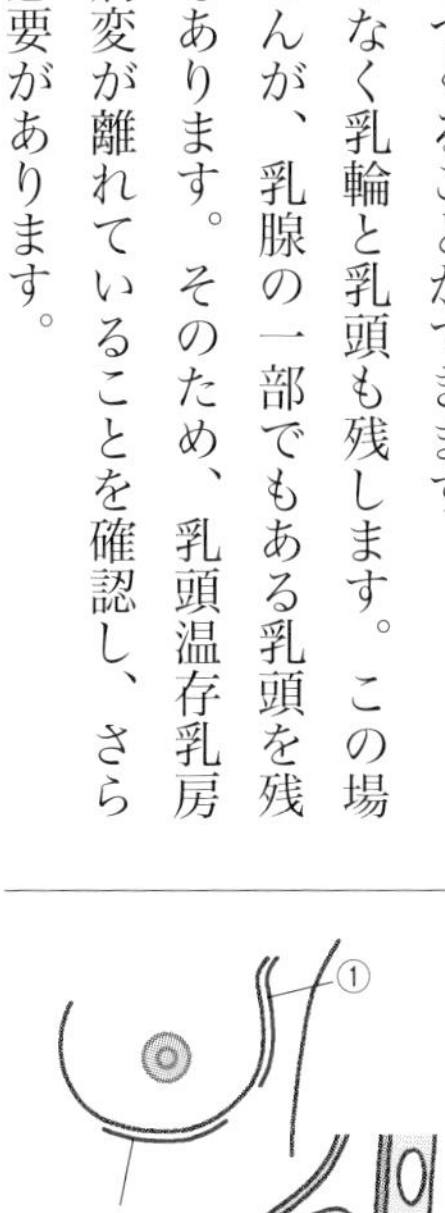

切除する範囲

内視鏡手術の利点と欠点

乳房の外側と乳輪の縁の２か所に小さな穴をあけ、その穴から内視鏡を挿入して乳がんを切除するのが「内視鏡下乳房手術」です。乳房の外側や乳輪の縁などに小さな穴をあけるので、手術後の傷が目立ちにくいことが最大の利点で、早期乳がんの局所療法として実施している施設もあります。

現状では一部の医療機関でしか行われていないため、安全性を示すデータは十分ではありません。内視鏡手術を希望する場合は、熟練した医師のもとで行うことをおすすめします。

6

〔手術療法〕腋窩リンパ節郭清

リンパ節に転移がある場合、腋窩リンパ節を切除します。リンパ節を切り取ることでさらに詳しい検査を行い、再発を予防することを目的としています。

リンパ節郭清の範囲はレベルⅠ～Ⅲ

乳がんのがん細胞は、腋窩（わきの下）のリンパ節から、リンパの流れに乗って周辺のリンパ節に入り込み、全身に転移します。そのため腋窩リンパ節に転移があると診断された場合は、リンパ節郭清[※1]を行います。

リンパ節郭清で切除する範囲は、わきの下から鎖骨に向かって、レベルⅠ～Ⅲに分類されます。リンパ節転移はレベルⅠからⅢの順に進んでいくので、転移レベルに応じてリンパ節を含む周辺の脂肪を切除します。現在ではレベルⅠとレベルⅡの切除が一般的で、レベルⅢのリンパ節切除は肥大したリンパ節がある場合に行われます。

通常レベルⅠ～Ⅱまでを郭清すると、わきの下の脂肪の中に埋もれているリンパ節が切除されますが、リンパ節の数には個人差があります。リンパ節郭清で大切なのは切り取るリンパ節の数ではなく、転移のありそうな範囲を残すことなく、きれいに取りきれているかどうかです。

※1〔リンパ節郭清〕
がん細胞の転移が強く疑われる、またはすでに転移しているときに、がん周辺のリンパ節を摘出すること。摘出したリンパ節を病理学的検査で調べて転移しているかどうかを調べ、薬物治療や放射線療法の方針を決める目的がある。

●乳房周辺のリンパ節

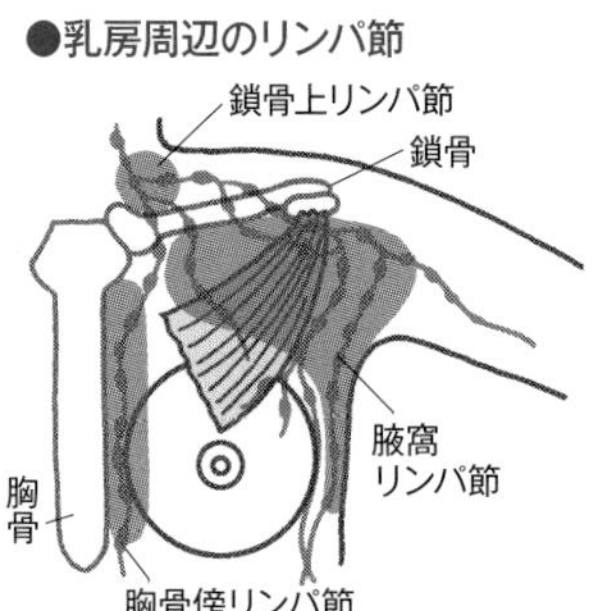

最低限の郭清でリンパ浮腫を防ぐ

リンパ節郭清を行う最大の目的は、全身への転移を防ぐこと、切り取ったリンパ節の生検を行って、より詳しく調べることです。かつて標準的に行われていたハルステッド手術では、全身への転移を防ぎ生存率を上げるために、腋窩だけでなく乳房内側の胸骨傍（きょうこつぼう）リンパ節や鎖骨上リンパ節まで郭清していました。

しかし、広く郭清したとしても再発率・生存率にはそれほど違いがなく、むしろ広く郭清することのデメリットのほうが大きいということがわかったため、必要に応じた、できるだけ小さい範囲で郭清するようになっています。

現在では、リンパ節郭清を行う以前に画像診断や細胞診、センチネル（見張り）リンパ節生検を行って事前にリンパ節転移の有無を調べることができるので、センチネルリンパ節生検の結果次第ではリンパ節郭清を行わなくても済むようになりました。

レベルⅠ程度の切除では腕への影響は大きくありませんが、リンパ節郭清を行うと、腕が上がりにくくなる、しびれるといった症状のほか、リンパの流れが悪くなるために腕や手がむくむ「リンパ浮腫（ふしゅ）」※2という合併症が起きることがあります。手術後、リンパの流れをよくするために、指や肘、肩の曲げ伸ばしやマッサージなどのリハビリ指導も行われます（102ページ）。

※2〈リンパ浮腫〉
腋窩リンパ節郭清を行うと、リンパの流れが滞り、手術した側の腕や手にむくみやしびれがでることがある。リンパ節郭清を行ったうちの10～20％程度の頻度で起こるといわれている。リンパ浮腫はかならず起こるわけではなく、

●リンパ節郭清の範囲

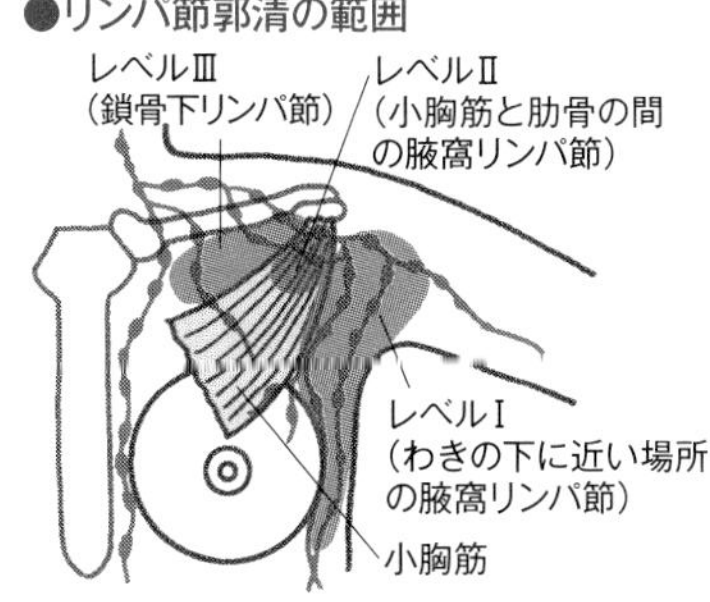

7

【手術療法】センチネルリンパ節生検

センチネル（見張り）リンパ節を顕微鏡下で調べて、がん細胞の有無を確認します。この段階で転移がなければ、他のリンパ節にも転移がないと判断することができます。

リンパ節転移の有無を調べる方法

腋窩（えきか）リンパ節郭清（かくせい）はリンパ節転移の有無を調べる有効な方法ですが、調べた結果、転移がないのであれば、不必要な郭清を行ったことになります。しかも、早期がん（しこりが2㎝以下）の場合、4人中3人はリンパ節に転移がないのです。リンパ浮腫などの合併症によるリスクも考えれば、不必要な郭清は行わないほうがよいとの考え方が広がりつつあります。

そこで、手術中にリンパ節への転移を調べる方法として開発されたのが「センチネルリンパ節生検」です。がん細胞はまず最初に特定のリンパ節に転移し、そこから周囲のリンパ節に広がっていくものとされています。この最初にたどり着くリンパ節が「センチネル（見張り役の意味）リンパ節」です。生検によってこの部分の転移がなければ、そのほかのリンパ節郭清を行う必要はないという判断ができます。

センチネルリンパ節生検は、手術前の検査でリンパ節の転移が確認されていない患者さんが適応となります。手術前の段階でリンパ節転移が明らかな人、潰瘍をつくるがんや炎症性乳がんなどの局所進行がん、わきの下のリンパ節生検を受けた場合は、センチネルリンパ節生検を行うことができません。

●センチネルリンパ節の模式図

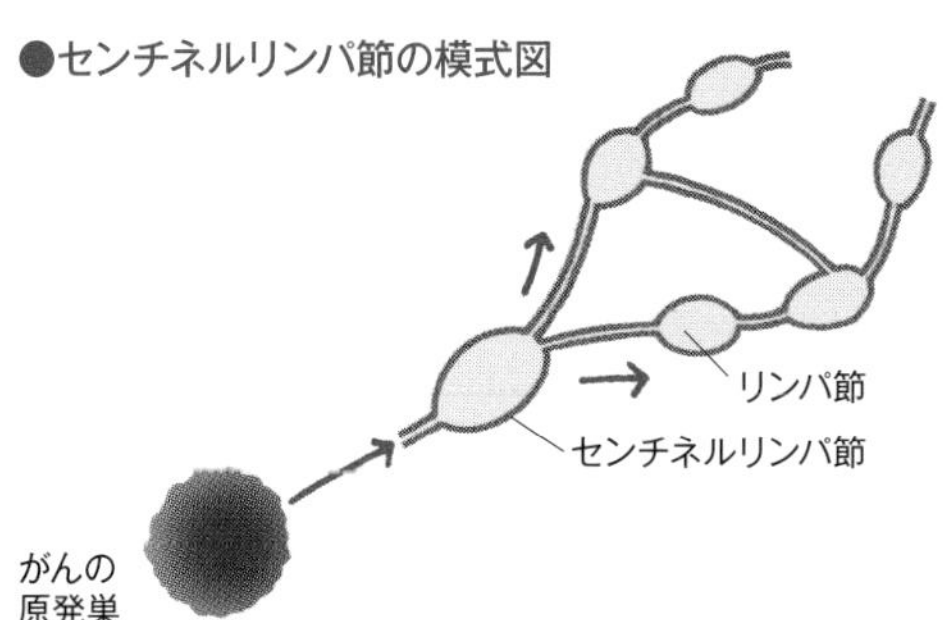

センチネルリンパ節生検の手順

センチネルリンパ節生検を行う際は、前日に乳房に放射性同位元素（アイソトープ）[※1]、術中に色素[※2]の両方またはどちらかを注入します。注入物はリンパ管を流れてセンチネルリンパ節に集まるので、検出された放射線や色素で染まった部分がセンチネルリンパ節だとわかり、その部分だけを確実に切除できます。

わきの下を１～２㎝程度切開して、センチネルリンパ節を取り出したら、その部分にがん細胞があるかどうかを顕微鏡で調べます（術中迅速病理診断）。ここでセンチネルリンパ節への転移が見つからなければ腋窩リンパ節郭清を省略できますし、転移が見つかればそのまま郭清をします。最近では、センチネルリンパ節に転移があっても、転移やしこりの大きさ、手術方法、がんのタイプによって郭清をしないこともあります。

※１〈アイソトープ〉
リンパ管に入りやすくリンパ節にたまりやすい、微量の放射性同位元素（アイソトープ）を含む薬剤を注入し、ガンマプローブ（放射性物質の検知器。金属探知機のようなもの）を使って皮膚の外からセンチネルリンパ節の位置を確認することができる。

※２〈色素〉
リンパ管に入りやすい色素を注入すると、リンパ節だけが青く染まるので、センチネルリンパ節の位置が肉眼でわかる。

テレビ情報だけで治療を決めたAさん

10年ほど前に左乳房にこぶし大のしこりを見つけ、ステージⅡB期と診断されたAさん。手術を受けたくなかったため、テレビ番組で知った最先端治療を受けることにしました。

がん細胞に栄養を送る新生血管に薬剤を注入して塞栓させる血管内治療を約10回行い、乳房の腫瘍は消えましたが、腋窩リンパ節に転移。さらに高密度焦点式超音波治療（ハイフ）を受けましたが、わきの下に穴があき、大量に出血してしまいました。

腋窩リンパ節の腫瘍は徐々に大きくなり、大腿骨（だいたいこつ）、肺、肝臓へ転移しました。結局２年前から、がん専門病院で抗がん剤治療を開始。さらに脳転移も見つかったため、放射線療法も行っています。

（女性、40歳代）

8

〔手術療法〕乳房再建

乳房切除術で乳房を失っても、インプラント（人工乳房）や自分のからだの組織を使って乳房を再建することができます。

時期、再建材料などで異なる乳房再建

手術によって乳房を失うと、「温泉に入れない」「水着を着られない」といった外見に対する精神的ストレスを感じるばかりでなく、左右のバランスが悪くなることによる肩こり、パッドがずれて不快などという肉体的・機能的な不自由さもともないます。そうした問題を解消し、手術後のＱＯＬを向上させるために行うのが乳房再建です。

乳房再建は、行う時期によって「一次再建」と「二次再建」の2種類に分けることができます。

一次再建は乳房切除の手術と同時に再建も行う方法で、患者さんは自分の乳房がなくなった状態を見ることがありません。国立がん研究センターでは、乳房再建を行う人のうち約9割が一次再建にて乳房再建を行っています。

乳房切除術を行った後、しばらく経ってから乳房再建を行う二次再建は、たとえ手術後10年以上経っていても、いつでも行うことができます。手術の回数が増える分、身体的な負担も増えますが、再建を行うかどうか、どのような再建方法にするかなどを十分検討する時間があるというメリットがあります。

〔形成外科〕

乳房再建を行うのは、乳腺外科ではなく形成外科。形成外科は、外傷や熱傷、先天的な異常、腫瘍切除後など、外見や機能の再建を行う診療科で、美容外科も形成外科の一分野に含まれる。国立がん研究センターでは、乳房切除術が決まって乳房再建を希望される患者さんは、手術の前に形成外科医とも面談を行い、乳房再建について相談することになっている。

さらに、乳房再建に使用する材料によって分類することもあります。再建材料には大きく分けて「自家組織」と「インプラント（人工乳房）」の２種類があります。

自家組織は、患者さん自身のおなかや背中から取り出した脂肪・皮下脂肪を胸の中に移植するという方法です。インプラントによる再建では、エキスパンダー（組織拡張器）を入れて胸の皮膚に余裕をつくってから、シリコンインプラントに入れ替えます。２０１３年にインプラントも保険適用になりました。

「一次か二次か」「自家組織かインプラントか」という最終的な選択は、手術の術式や皮膚および皮下組織の残り具合、放射線療法の有無、体形、ライフスタイルなどを考慮したうえで決める必要があります。

〔ボディイメージ教室〕
乳房切除や乳房部分切除、再建によって起こるさまざまな外見の変化を手術前に提示する、患者さん向けの教室。手術方法の選択に役立てるとともに、手術後の外見の変化の受け入れを容易にするために開かれる。国立がん研究センターでは、２０２３年８月現在休止中。

乳房再建で自信を取り戻したBさん

数年前から胸のしこりに気づいていたものの、直前の検診で異常がなかったため放置していたというBさん。久しぶりの乳がん検診で乳がんが疑われ、乳腺外科で細胞診を受けたところⅢ期乳がんとの診断でした。

リンパ節転移もみられましたが、術前薬物療法でかなりがんが小さくなったため、乳房切除術で手術。

リンパ節切除をしたため手術後は腕が上がらず、乳房を失った喪失感も大きかったそうですが、約2年後にインプラントによる再建を行ったところ気持ちが前向きに。きれいになった乳房のおかげでスポーツや趣味を楽しむ余裕もでき、毎日を楽しんでいます。

（女性、40歳代）

●各乳房再建方法の特徴

	メリット	デメリット
一次再建	•切除と再建をいちどにできるので、手術の回数が少ない •乳房の喪失感を味わわずに済む	•1回の手術時間・入院期間が長くなる •乳房がパッチワーク状になることが多い
二次再建	•再建法や再建医師を検討する時間が十分にある •再建の時期を自由に決めることができる	•手術回数が多く、完成までに時間がかかる
自家組織	•自然でやわらかなふくらみと温感がある •露出・破損などのリスクがない	•傷口が大きく残り、筋力が低下することがある •手術時間・入院期間ともに長い
インプラント	•手術や入院期間が短い（日帰り〜数日） •胸以外に傷がつかない	•感染・露出・破損や被膜拘縮（こうしゅく）のリスクがある •長期的なメンテナンスが必要 •まれに、リンパ腫[※1]を生じることがある

※1〔リンパ腫〕
正式な名は、ブレスト・インプラント関連未分化大細胞型リンパ腫（BIA-ALCL）。乳房再建術や豊胸術でゲル充填人工乳房を入れた人に生じる、リンパ腫のまれな型の一種。

インプラントを入れた人10万例に対して、年間0.1〜0.3件とまれな病気で、ほとんどの症例はインプラント抜去と被膜切除により軽快するとされるが、治療の開始が遅れて死亡した例も報告されている。定期的に自己検査し、変化があった場合は医師に相談することが大切。

●自家組織による一次再建を行った場合の手術前・手術後

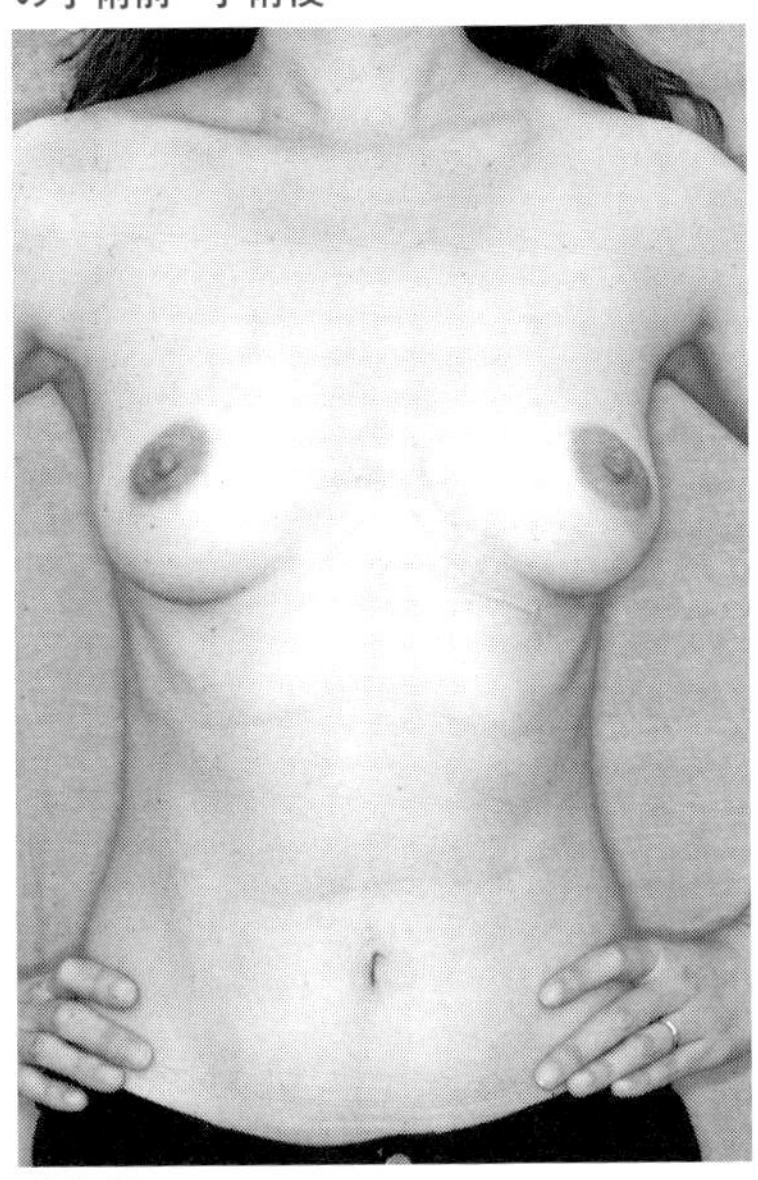

手術前

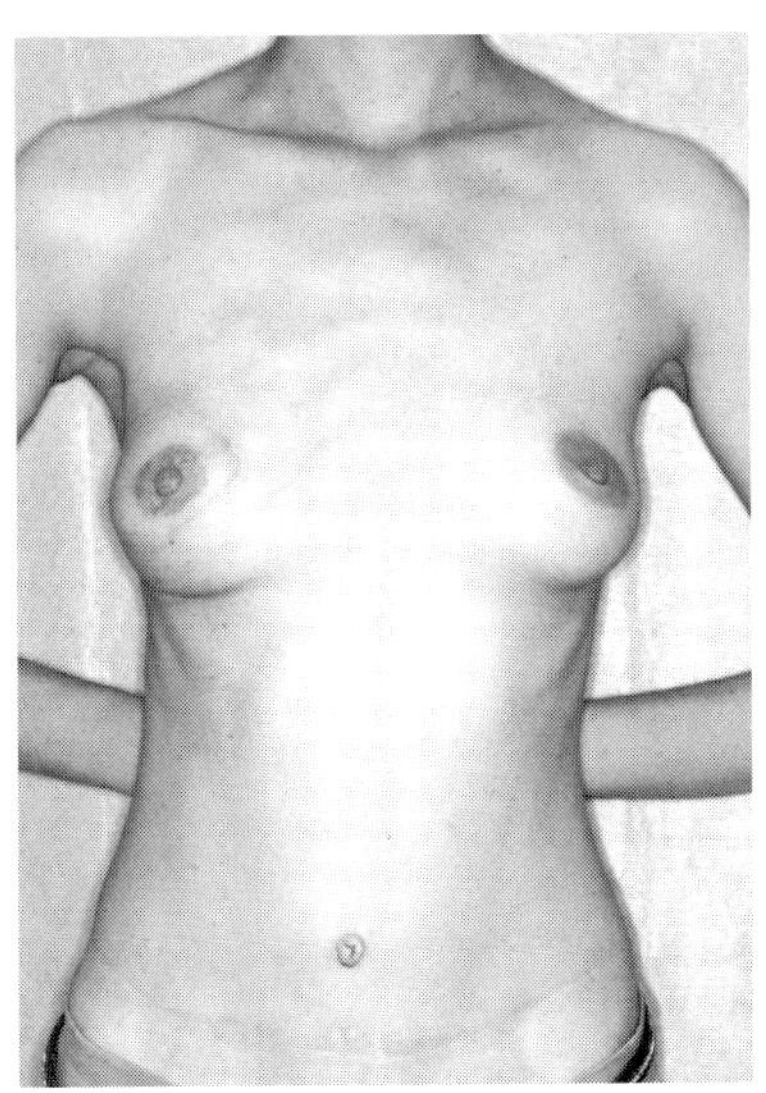

穿通枝皮弁法による手術後

●インプラントによる再建を行った場合の手術前・手術後

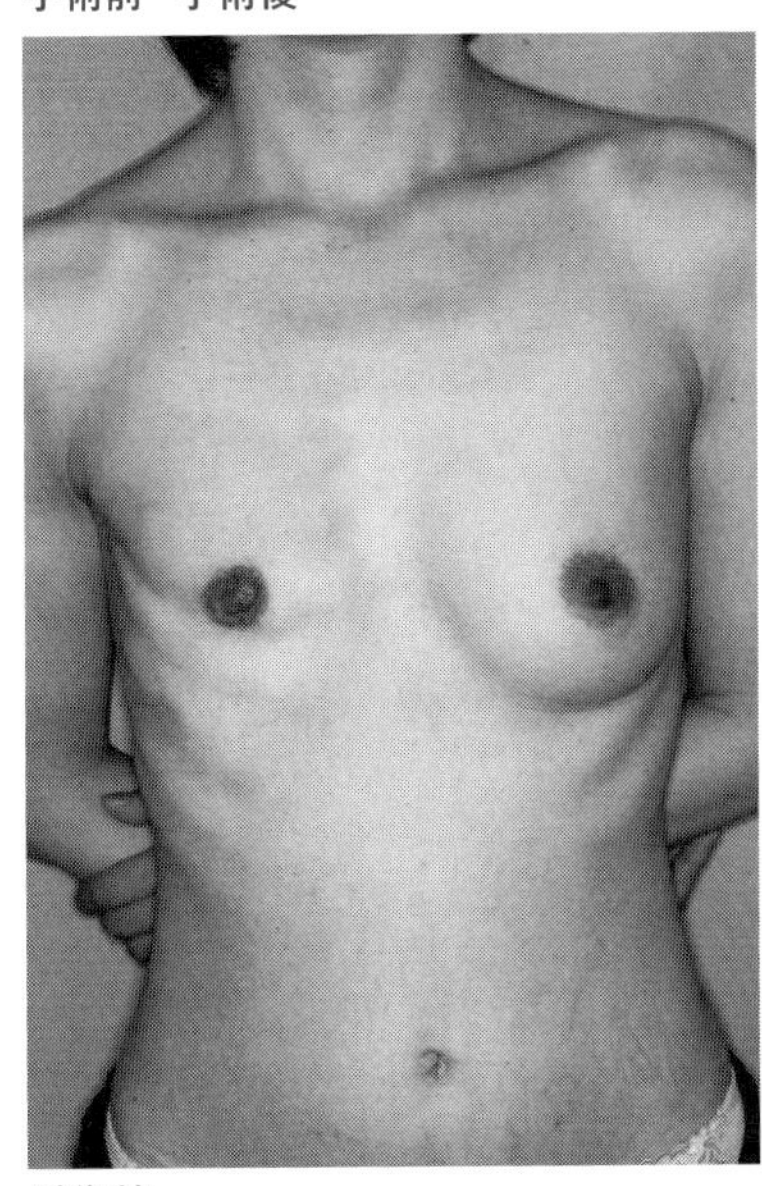

手術前

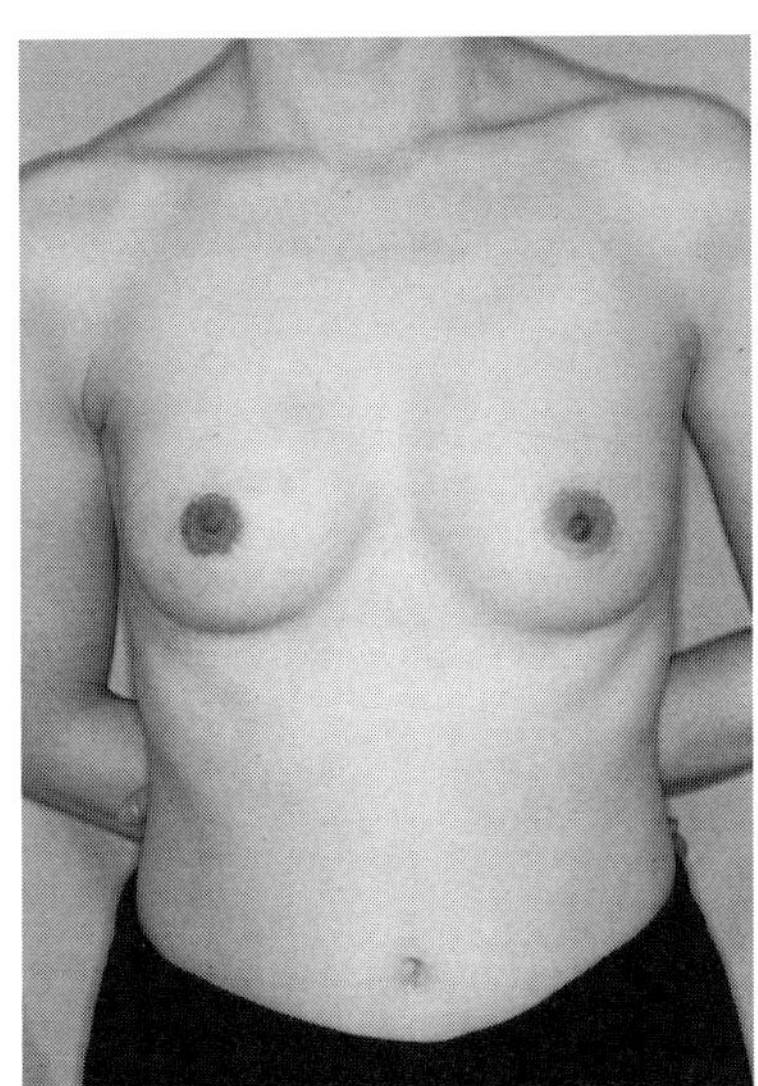

手術後

自家組織による乳房再建

患者さん自身のおなかや背中の脂肪を使って乳房を再建することを「自家組織再建」といいます。「放射線療法で皮膚がかたくなってしまった」「今後放射線療法を行う予定がある」「乳房切除時に大胸筋も切除した」といった理由からインプラントでの再建ができない場合、自家組織による乳房再建を選択します。

とくに、自然な形態、やわらかさがあるという点が、自家組織を使った乳房再建の大きなメリットだとされています。また、インプラントに比べ感染に強く、長期的にみても安定した乳房を再建することができます。

一方で「組織を採取する部分に大きな傷がつく」「手術時間・入院期間が長くなる」などのデメリットもあります。

自家組織で再建を行う場合も、インプラントと同様、「一次再建」「二次再建」ともに可能で、がんの切除範囲、健側（乳がんではない健康な側）の乳房の大きさや体形などから、からだのどの部分の組織を使うか、その量などを検討します。使用する組織は、おもにおなか（穿通枝皮弁法）、背中（広背筋皮弁法）の2か所です。

◎穿通枝皮弁法

脂肪の多いおなかの組織を使う方法で、乳房の大きい人に向いているとされています。おなかの脂肪を取るので、乳房再建と同時におなかまわりが若干細くなります。

穿通枝皮弁法では、おなかの皮膚、皮下脂肪に栄養血管[※2]をつけた状態で採取。いったんからだから切り離し、皮弁の血管と胸部の血管を、顕微鏡を使って細い糸でつなげ、組織の血流を再開させます。その後、乳房の形を整えて縫合して完成となります。

腹部の採取部は縫い閉じますが、30㎝前後の横向きの長い傷が下腹部（下着には隠れる場所）に残ります。また、腹部に手術をした跡がある、将来妊娠出産の希望がある場合には、穿通枝皮弁法の適応とはならないことがあります。

※2〔栄養血管〕

器官や臓器に酸素などの栄養を送る血管のこと。動脈はすべて栄養血管といえるが、栄養血管という言葉は「機能血管（栄養も送るが、臓器が機能するための血管）」と区別して使われる。呼吸器系では、胸大動脈が栄養血管、肺の呼吸機能にかかわる血管系が機能血管。

●穿通枝皮弁法の手順

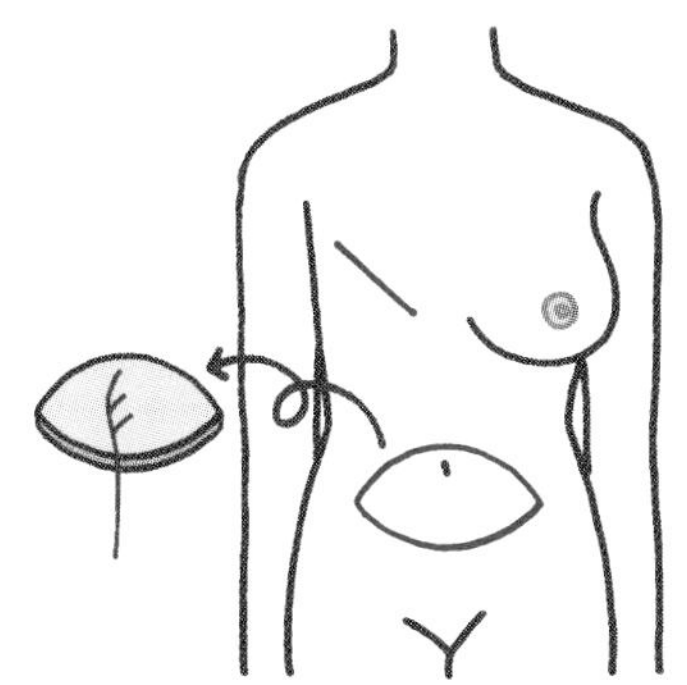

下腹部の皮膚と皮下脂肪を、ラグビーボールのような形に切り取る。

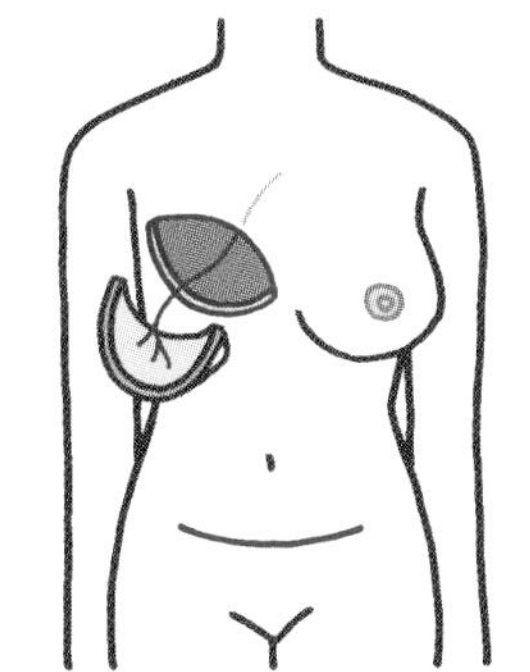

皮膚と一緒に切り取った血管を、胸部の血管に縫い付ける。

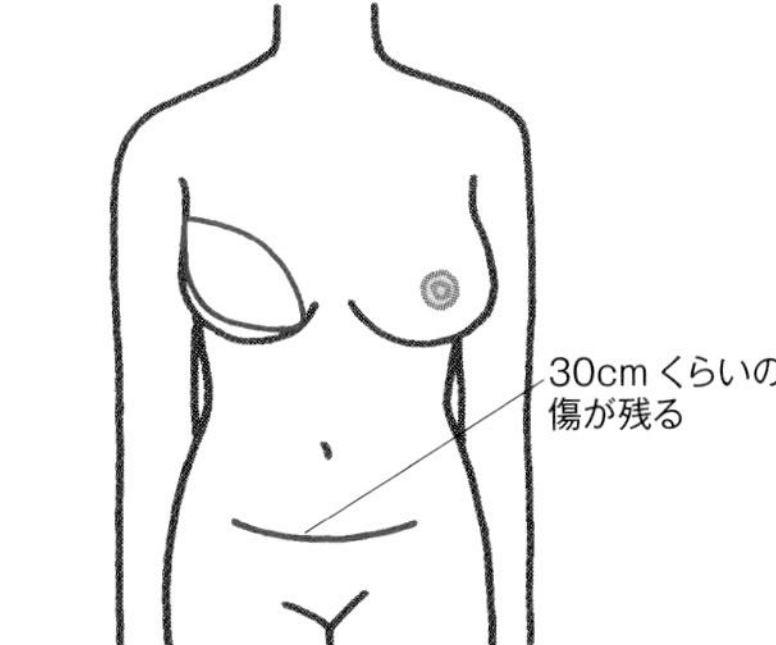

形を整えて縫合する。

◎広背筋皮弁法

背中の組織を使う方法で、乳房が小さめの人向き。背中の皮膚、皮下脂肪、筋肉を、栄養血管はつないだままわきの下からトンネル状にくぐらせて、胸部に移動して移植します。背中の傷は縫い閉じ、15cm程度のまっすぐな傷になります。

血管を切って縫合しないで済むので血行が安定しているというメリットがありますが、おなかの組織より採取できる量が少ないのが欠点です。

若い人で将来妊娠出産の可能性がある人や、腹部に手術跡がある人などが適応。逆に、腋窩（えきか）リンパ節郭清（かくせい）によって広背筋皮弁の栄養血管がなくなっている場合には適応となりません。

●広背筋皮弁法の手順

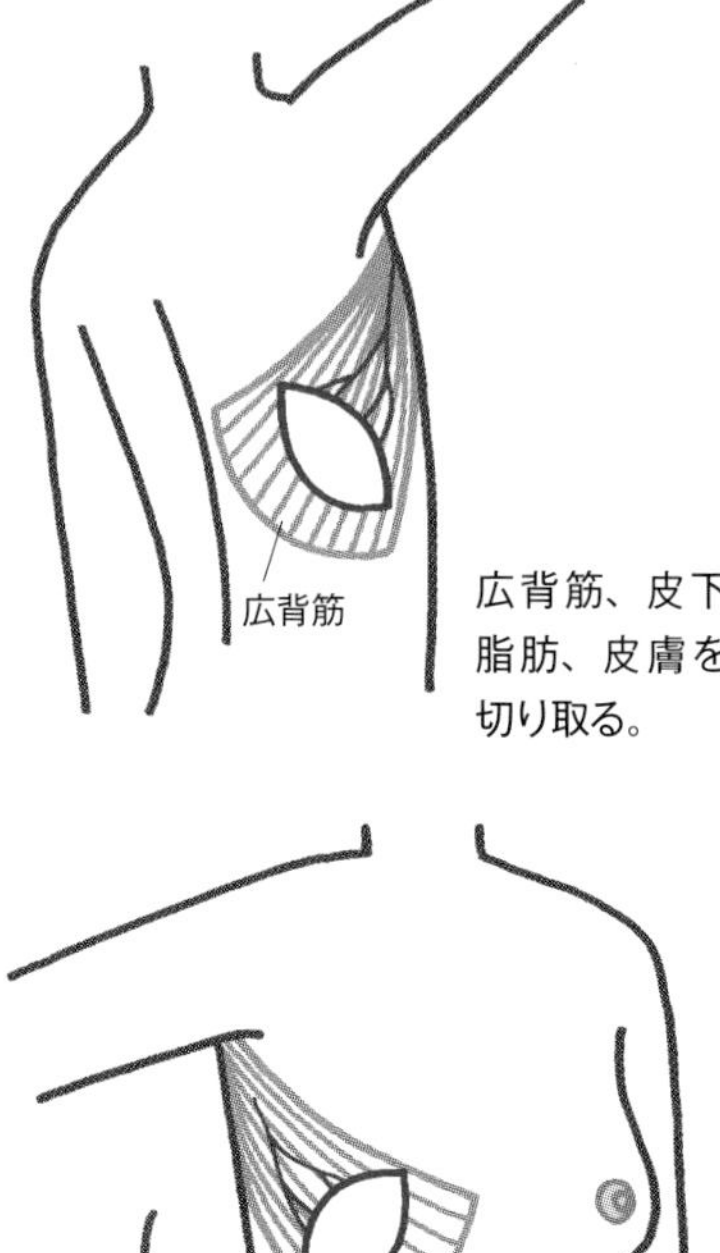

広背筋、皮下脂肪、皮膚を切り取る。

わきの下からトンネル状にくぐらせて、胸部に移植する。

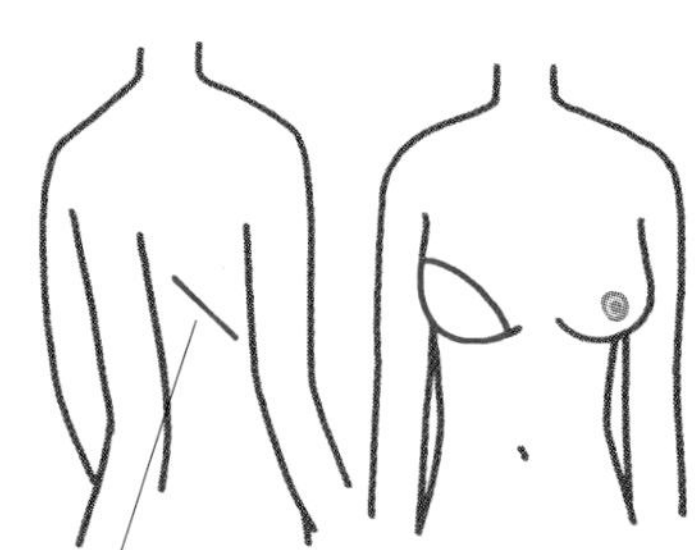

胸部に、広背筋と皮膚を縫い付ける。

インプラントによる乳房再建

インプラントによる乳房再建を行ういちばんのメリットは、おなかや背中を切らないで済むため、からだへの負担が少ないことです。しかし一方で、インプラントは「感染・露出・破損など合併症のリスクがある」などのデメリットもあります。

インプラントを入れる手術は、乳房切除と同時に行う一次でも、乳房切除手術が終わった後の二次でも、どちらでも可能です。乳房切除術で乳房全摘出を行っている患者さんで、ある程度の皮下組織と大胸筋が残っている場合が適応となります。ただし、術後放射線療法を行っている場合は皮膚がかたくなって伸びにくくなるため、不可能ではないものの再建が難しくなります。

インプラントによる再建の手順は以下のとおりです。

①大胸筋の下にエキスパンダー（組織拡張器）と呼ばれる袋を入れる。
②1～2週間に1回程度の頻度で数回に分けて通院し、エキスパンダーの中に生理食塩水を少しずつ入れてふくらませ、乳房の皮膚を伸ばす。
③エキスパンダー挿入の6～12か月後、エキスパンダーを除去してインプラントに入れ替える。

挿入するエキスパンダーやインプラントはいくつも種類があり、もともとの乳房の大きさや形、皮下脂肪の残り具合、入れる位置などを確認したうえで選びます。インプラントはシリコン製のコヒーシブ（固着性）タイプが一般的で、万が一破れても中身が外に漏れにくいようになっています。以前使用されていたシリコンバッ

〔経年変化〕
健康な乳房は年齢とともに靭帯（じんたい）がゆるみ重力に負けて下垂する。しかし、インプラントによる再建を行った乳房は数年経っても下垂することがないため、健側乳房とのバランスが悪くなってしまう。あまりに左右のバランスの悪さが顕著な場合は、インプラントを入れ替えるなどして形を整えることもある。

〔乳房再建に使われるインプラント〕
ラウンド型とアナトミカル（しずく）型のシリコンインプラント、ティッシュ・エキスパンダー（皮膚拡張器）が保険適用になっている。表面がつるつるしたスムーズタイプと少しざらざらしたマイクロテクスチャードタイプがある。

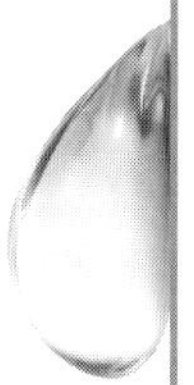
ラウンド型スムーズタイプインプラント
（写真提供：アッヴィ合同会社）

グは破れて中身が体内に流出するなどの問題がありましたが、現在使用されているシリコンバッグではそのような心配は少なくなっています。

シリコンバッグ破損による危険性は少なくなりましたが、インプラントという異物を体内に入れることで被膜拘縮[※3]という症状が起こる場合があります。また、エキスパンダー挿入中は感染が起こりやすくなりますので、この時期はとくに注意が必要です。

※3〔被膜拘縮〕
体内に挿入されたインプラントが異物とみなされ、インプラントの周囲にコラーゲン線維の膜が形成される。その線維状の膜がかたくなり、乳房がボールのように丸く収縮して変形する症状のこと。強い痛みをともなうこともある。

●インプラントによる再建の手順

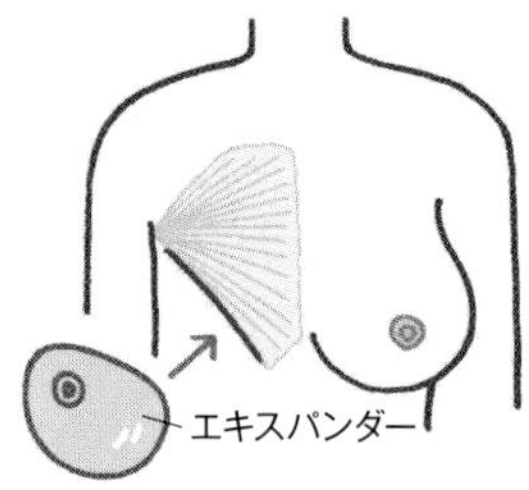

大胸筋の下にエキスパンダー（組織拡張器）を入れる。

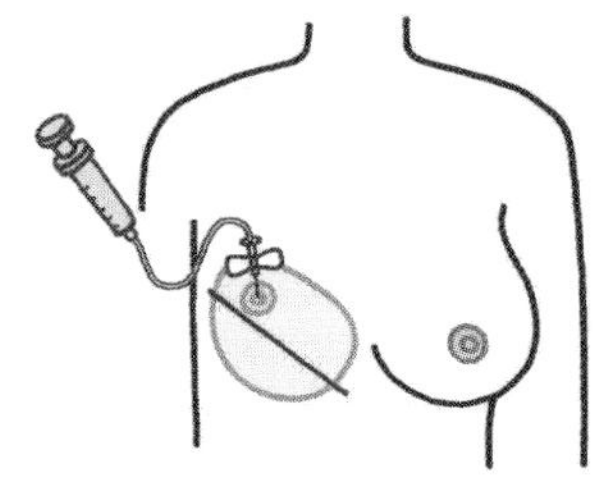

エキスパンダーの中に生理食塩水を入れて、少しずつふくらませる。

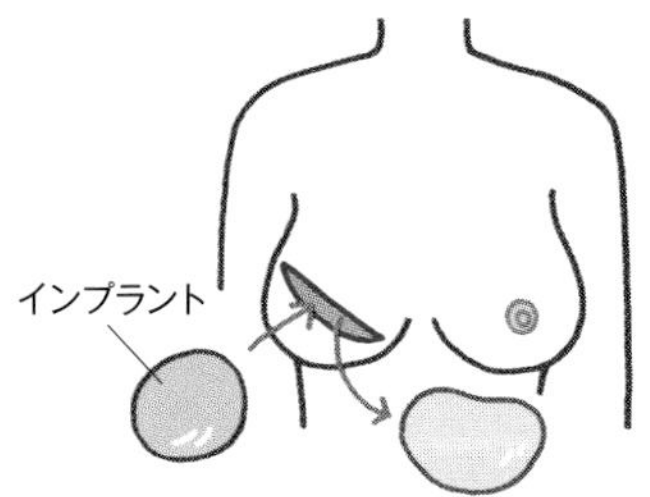

エキスパンダーを取り出し、代わりにインプラントを入れる。

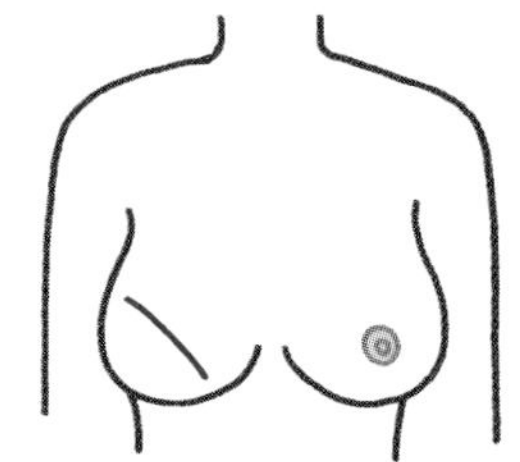

縫合する。この後、乳頭を再建することもある（6か月以降）。

Q&A

Q　乳房部分切除術でも、乳房再建を行うことはできますか？

A　乳房を温存するといっても、場合によっては乳房の４分の1から半分ほど大きく切除することがあります。その場合は乳房の変形も著しく、健側乳房との違いもかなり目立ってしまいます。術後の整容性を考えて乳房部分切除術を選択したというのに、かなり変形してしまい「こんなはずではなかった」と訴える患者さんも少なくありません。

近年ではインプラントの素材の進歩などによる安全性の向上や、乳房再建の認知度の高まりにより、整容性のため部分切除ではなく「乳房全摘＋乳房再建」を選択する患者さんも増えました。

乳房部分切除術による変形が大きい場合に乳房再建を行うことも可能ですが、一般的にはあまり行われていません。

Q　脂肪幹細胞による最新の乳房再建とはどのような方法ですか？

A　さまざまな細胞に分化・複製できる能力をもつ「幹細胞」を使った「再生医療」のひとつとして、脂肪幹細胞を使った乳房再建も注目されています。

自家組織による乳房再建では、穿(せん)通枝皮弁法(つうしひべんほう)、広背筋(こうはいきん)皮弁法のように大きく切り取って移植する方法のほか、脂肪だけを吸引して乳房に注入する「脂肪注入法」という新しい方法も開発されています。この方法は傷口が小さくて済みますが、注入した脂肪がきちんと生着する割合が低く、石灰化や嚢胞(のうほう)形成などのリスクもあり、効果が不確実です。

この脂肪注入法がさらに進化したのが「脂肪幹細胞による乳房再建」です。脂肪細胞になる能力をもつ脂肪幹細胞を使うため、生着率が高く、移植した脂肪が吸収されにくいなどのメリットがあります。

具体的には、おなかや太ももから吸引した脂肪から脂肪幹細胞だけを抽出し、脂肪細胞と混ぜて乳房に注入するという流れ。すでに一部の医療機関で実施されていますが、保険適用はされていません。

乳輪乳頭の再建

乳房再建はあくまでも乳房のふくらみを取り戻すもので、乳輪乳頭はないままです。乳頭温存乳房切除術（47ページ）では、乳輪乳頭を残したまま、がん組織を含む全摘出を行う乳房切除術が可能ですが、実施している医療機関は限られているのが現状です。現在は、乳房再建を行った後、あらためて乳輪乳頭の再建を行うというやり方が一般的です。

乳輪乳頭の再建は、乳房再建から6か月程度経過し、乳房の形態が安定すれば行うことができます。乳頭部分は、再建した乳房の皮膚を丸めるようにして縫い合わせて乳頭のふくらみを再建する方法（局所皮弁法）と、健側の乳頭の一部を移植する方法の2種類があります。乳輪部分は、医療用の刺青で色をつける方法と鼠径部（そけいぶ）の皮膚を移植する方法の2種類があります。

●局所皮弁法

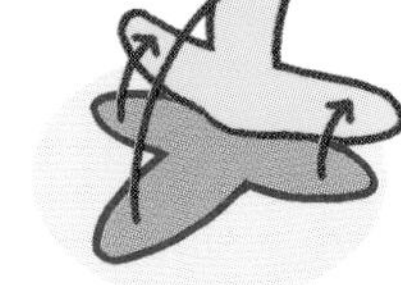
乳頭をつくる部分の皮膚を星形に切り取る。

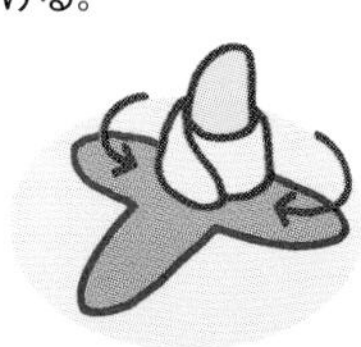
皮膚をはがして持ち上げる。

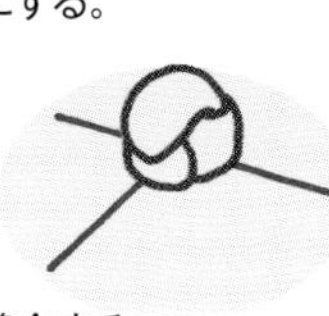
皮膚を丸めて乳頭の形にする。

縫合する。

治療の経過と合併症

乳房再建後の問題として、局所再発の発見が遅れることを心配している患者さん

〔乳房の補整具〕

補整具には、外見を自然にするだけでなく、からだの左右のバランスを整える役目もある。

専用のブラジャーのカップ部分に入れるタイプのパッドや、肌に直接着けるタイプがある。素材はシリコンやウレタンなどさまざま。

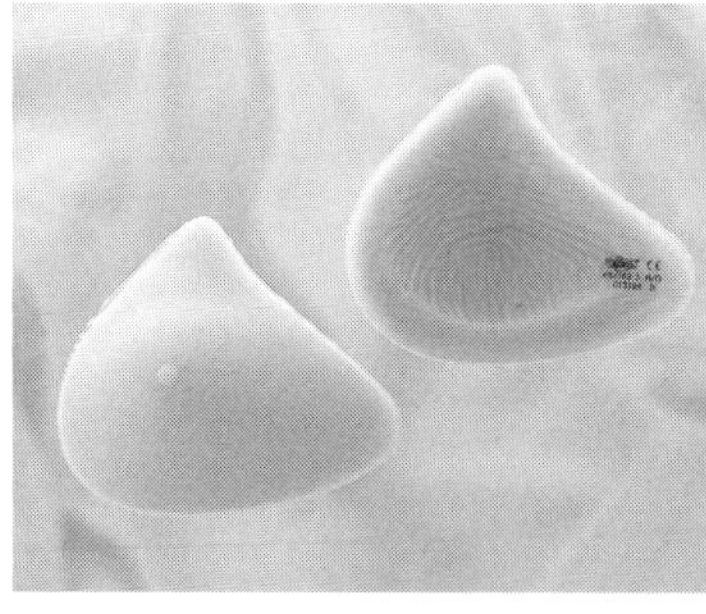
ブラジャーの中に入れるタイプのシリコン製パッド。適度な重みがあり、からだのラインが自然にみえる。

がいます。乳がんの手術後は定期的に画像診断などで検査を行いますが、自家組織はもちろん、インプラントやエキスパンダーを挿入していることで検査ができない、局所再発を見つけられないといったことはありません（エキスパンダーには金属が使用されているので、この期間ＭＲＩ検査だけは受けることができません）。定期検診の際には、乳がんと同時に再建した乳房のチェックも行います。

乳房再建で注意すべき合併症などの注意点は、次のとおりです。

〈自家組織の場合の注意点〉

自家組織を採取した場合は、おなかもしくは背中に傷跡が残り、つっぱりや痛みがしばらく続くことがあります。また、筋力低下を感じることもあります。

おなかから採取した場合には、術後、腹壁瘢痕（ふくへきはんこん）ヘルニア（いわゆる脱腸）や腹壁弛緩（しかん）（おなかがぽっこりする）を生じることがあります。

〈インプラントの場合の注意点〉

もっとも注意が必要なのは、エキスパンダー挿入時の創部感染です。創部（傷口）に赤みや熱感などがないかを注意深く観察します。エキスパンダー挿入中は激しい運動により位置がずれる可能性があるので、そのような運動は控えます。

インプラントという異物を体内に入れるために起こる生体反応として、被膜拘縮（60ページ）という症状が起こり、再建した乳房がかたく変形してしまうことがあります。また、まれに乳房インプラント関連未分化大細胞型リンパ腫（ＢＩＡ-ＡＬＣＬ）や乳房インプラント関連扁平上皮がん（ＢＩＡ-ＳＣＣ）を発症することがあります。

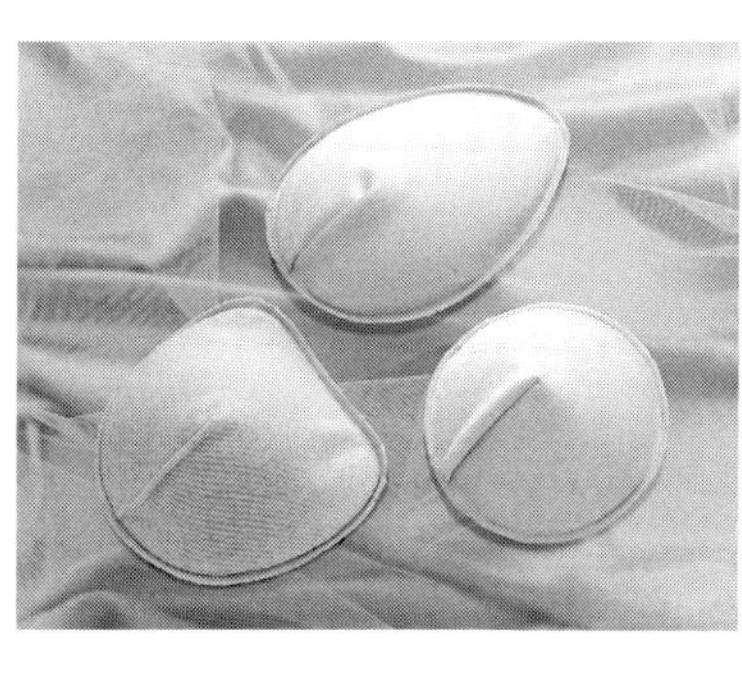

ブラジャーの中に入れるタイプのウレタン製パッド。自宅でくつろぐときなどに使用。シリコン製より軽いため、ずれることもある。
（写真提供：２点ともユコー株式会社）

9

［薬物療法］目的と種類

薬物療法は、乳がんそのものに対する治療のほか、再発や遠隔転移の予防・治療など、幅広い目的で行われます。使用する薬の種類やタイミングもさまざまです。

初発と再発で異なる薬物療法のねらい

乳がんで薬物療法を行う目的は、「手術前にがんを小さくする」「手術後に残っている可能性のあるがんを根絶する」「再発・遠隔転移の予防」[※1]「再発・転移したがんの治療」など、多岐にわたります。初発のがんでは基本的に「がんの根絶」を目的としているのに対して、手術での治療が難しい進行性のがんや再発、転移に対しては「延命およびQOLの改善と維持」を目的とする点がもっとも大きな違いです。

0期の非浸潤がん、ⅢA期までのがんについては、手術でがん細胞を切除する治療を中心に、手術では取りきれなかったがんや隠れているがんに対して放射線療法や薬物療法を全身治療として行います。しかし、手術での治療が難しいⅢB期以降は、全身治療として薬物療法を行うことが一般的です。再発や転移に対して行われる薬物療法も同様です。

4種類の薬物療法

薬物療法は大きく分けて4種類あり、それぞれに目的や期待される治療効果が異なります。また、使用する薬や治療を受ける人によって、副作用[※2]はかなり違います。

※1〈再発・遠隔転移の予防〉
乳がんは初期ならば根治しやすい反面、かなり早い段階で、タンポポの種（たね）のように小さながん細胞が全身に散らばっていき、数年後の再発や遠隔転移のもとになることがわかっている。そこで、目に見えないところに隠れているかもしれないがん細胞を攻撃して、再発や転移を防ぐ目的で、薬物療法や放射線療法を行うことがある。

※2〈副作用〉
薬を使用することにより生じる、本来の目的とは異なる作用のこと。抗がん剤のようにターゲットとするがん細胞以外の正常な細胞まで障害を与えてしまう場合と、目的とする作用が予想よりも強くですぎてしまう場合がある。

ここではそれぞれの目的と副作用について簡単に説明しますが、十分な説明を受け、理解、納得したうえで治療を受けてください。

〈化学療法〉一般的に「抗がん剤」と呼ばれるもので、がん細胞の細胞分裂を阻害することを目的としています。ただし、がん細胞だけでなく骨髄や消化管の粘膜細胞などの正常な細胞にも作用するため、血小板や白血球の減少、吐き気、脱毛など全身にさまざまな副作用が現れます。

〈ホルモン療法〉乳がんのうち約7割はホルモン受容体（エストロゲン受容体とプロゲステロン受容体の2種類）をもっており、女性ホルモン（エストロゲン）の刺激によりがんが増殖すると考えられています。そうしたタイプの乳がんに対して、エストロゲンそのものをつくらないようにする薬や、ホルモン受容体とエストロゲンが結合することを阻害する薬を用いて治療を行います。一般に化学療法に比べて副作用が軽いのが特徴ですが、長期使用すると薬剤によって子宮がんや血栓症、骨粗鬆症などのリスクがあります。

〈分子標的治療〉乳がんの増殖に関与していると考えられる分子に対して、特異的に攻撃することができる治療法です。現在国内ではＨＥＲ２[※3]たんぱくにはたらきかける薬剤や、がんに栄養を与える血管の増生を抑える薬が使用されています。全身的副作用がでない薬剤が多いですが、重篤な副作用も報告されています。

〈免疫チェックポイント阻害薬〉がん細胞には免疫を抑制するブレーキ（免疫チェックポイント）があります。そのブレーキを防ぎ、免疫細胞ががん細胞を攻撃する力を保つために使われます。全身にさまざまな副作用が起こる可能性があります。

※3〈ＨＥＲ２〉
「Human Epidermal Growth Factor Receptor Type2」の略。細胞の増殖スピードを調節する機能をもつたんぱく質で、過剰発現・活性化することにより細胞増殖や悪性化につながると考えられている。とくにリンパ節転移がみられる乳がんでＨＥＲ２が陽性の場合、再発のリスクが高いといわれている。

10

【薬物療法】選び方とタイミング

薬物療法を選択するときには、病期（ステージ）に加えて、がんの性質を見極めることが大切です。「サブタイプ」と呼ばれる分類によって使用する薬も変わります。

病期だけでなく、がんの性質も重要

多くのがんの治療では、病期ごとに基本的なガイドラインがつくられていますが、乳がんではがん増殖にかかわるホルモン受容体やHER2（ハーツー）など、細かながんの性質に応じて乳がんを分類し、それによって薬物療法が使い分けられています。ホルモン受容体やHER2などの「バイオマーカー」[※1]の発現状況の組み合わせで乳がんを分類し、これを「サブタイプ」と呼んでいます。

〈サブタイプ〉

①ルミナルA型　ホルモン受容体が陽性、HER2が陰性で、組織学的グレード[※2]1で、かつ細胞増殖能を反映するバイオマーカー（Ki67）[※3]が低値のタイプです。乳がんの70％以上がこのタイプで、女性ホルモンを抑制するホルモン療法の効果が期待されます。

②ルミナルB型　ホルモン受容体が陽性かつHER2陽性、もしくはホルモン受容体が陽性かつHER2は陰性だが、組織学的グレード3またはKi67の値が高いタイプ。ホルモン療法、化学療法による治療が基本で、HER2陽性であればHER2を標的とした分子標的薬を組み合わせることもあります。

※1〔バイオマーカー〕
尿や血中に含まれる物質の変化を数値化し、定量的に把握することで、健康状態などを把握する指標のひとつ。「分子生物学的因子」とも呼ばれる。乳がん治療に用いられるバイオマーカーとしてはホルモン受容体、HER2が一般的だが、トリプルネガティブに特異的なたんぱく質など、新たなバイオマーカー発見に向けた研究も進んでいる。

※2〔組織学的グレード〕
38ページ参照。1は「悪性度が低い」、3は「高い」の意味。

③**HER2型** ホルモン受容体が陰性、HER2が陽性。ホルモン療法は行わず、HER2を標的とした分子標的薬と化学療法を組み合わせて治療します。

④**トリプルネガティブ型** 基底細胞様型とも呼ばれます。ホルモン受容体、HER2のすべてが陰性で、化学療法での治療が行われます。免疫チェックポイント阻害薬を併用することもあります。

※3〔Ki67〕 増殖する細胞の核に存在するたんぱくで、がんの増殖能を示すマーカーとなる。免疫染色でKi67の割合を測定して判断する。

●サブタイプと対応する薬物療法

	ホルモン受容体		HER2	Ki67値
	エストロゲン	プロゲステロン		
ルミナルA型	陽性	陽性	陰性	低
ルミナルB型（HER2陰性）	陽性	弱陽性または陰性	陰性	高
ルミナルB型（HER2陽性）	陽性	陽性または陰性	陽性	低〜高
HER2型	陰性	陰性	陽性	
トリプルネガティブ型	陰性	陰性	陰性	

ルミナルA型	ホルモン療法、（化学療法）
ルミナルB型（HER2陰性）	ホルモン療法、化学療法
ルミナルB型（HER2陽性）	ホルモン療法、化学療法、分子標的治療
HER2型	化学療法、分子標的治療
トリプルネガティブ型	化学療法、免疫チェックポイント阻害薬

●薬物療法のタイミング

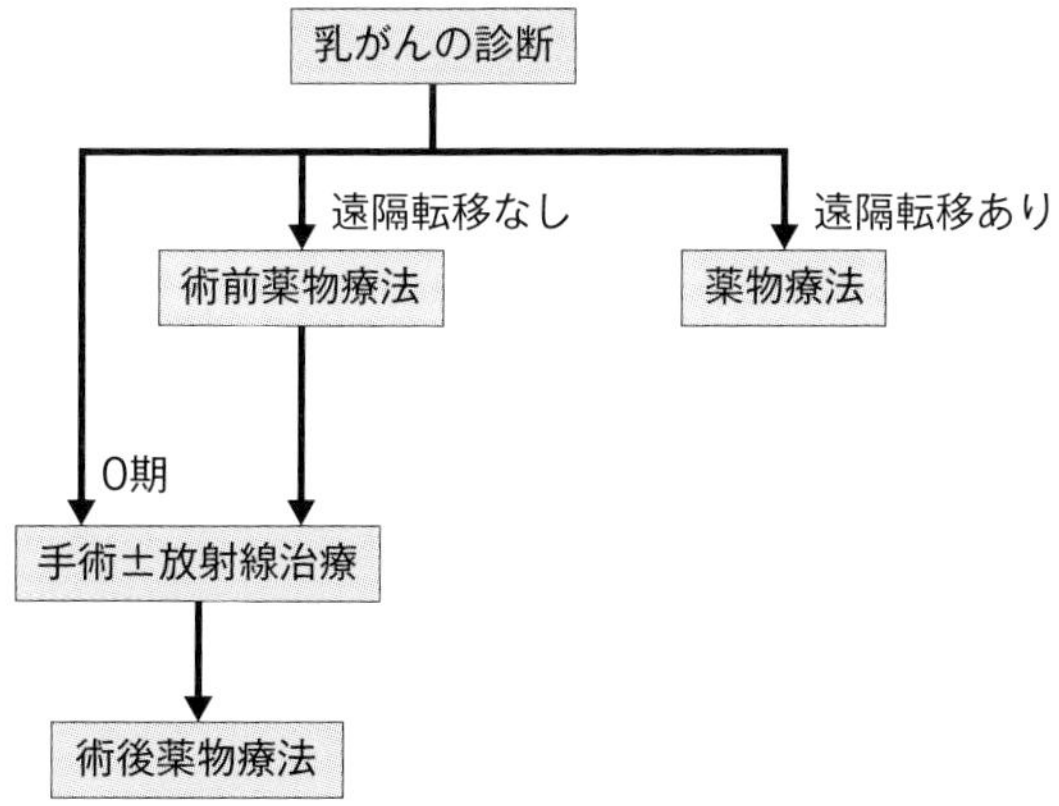

薬物療法のタイミング

薬物療法で使用する薬剤やタイミングを決めるときは、ステージとサブタイプのほか、リンパ節への転移数、腫瘍の大きさ、悪性度などから再発のリスクを考慮し、薬物療法を行った場合の効果と照らし合わせて検討します。

手術によってがんを取り除くことのできるⅠ~ⅢA期までの乳がんの薬物療法には、「術前薬物療法」と「術後薬物療法」があり、それぞれに期待される効果とリスクが異なります。

〈術前薬物療法〉手術前に薬物療法を行う目的は、画像検査などでは見えないくらい小さな転移（微小転移）を殺して、再発、転移を防ぐことです。また、薬物療法の効果によって有効な術後治療の選択ができ、再発リスクの見積もりができるメリットもあります。さらに、手術が困難な進行がんを小さくして手術可能になったり、適用外に大きいしこりが小さくなって乳房部分切除術を受けられるようになったりする可能性が出てきます。しかし、手術によって詳しい病理検査を行う前に薬物療法を行うことになるので、術前のがんの状態がわかりにくくなり、術後の治療の選択肢が狭まるおそれがあります。

術前化学療法を行うことで70~90%の乳がんが小さくなり、浸潤がんや腋窩リンパ節転移が消失すれば、再発のリスクが半分以下まで下がります。ホルモン受容体が陽性の場合、しこりを小さくすることを目的に、術前ホルモン療法を行うこともあります。

〈術後薬物療法〉　術前薬物療法と同様、微小転移を殺して、再発、転移のリスクを下げるための全身療法として行われます。手術により切除した腫瘍を病理検査してから行うため、よりがんの状態がわかりやすいというメリットがあります。

術後化学療法は何種類かの抗がん剤を同時に使用することで効果が大きくなることがわかっています。さらに、取り出した腫瘍の多遺伝子アッセイ[※4]により再発リスクをより詳しく調べて、薬剤の選択などに役立てます。術後ホルモン療法ではタモキシフェンを5年間服用し、再発予防が期待できます。

術前薬物療法が効き部分切除したCさん

少し前から胸のしこりが気になっていたCさん。意を決して乳腺外来を受診し、検査を受けたところⅡ期の乳がんとの診断でした。

組織診では、ＨＥＲ２陰性、ホルモン受容体陰性の「トリプルネガティブ」という結果だったので、抗がん剤による半年間の術前薬物療法（3種類の抗がん剤を用いた「ＦＥＣ療法」）に引き続く「パクリタキセル療法」を開始しました。

この治療が功を奏し、がんが小さくなったことが確認できたため、乳房部分切除術でがんを切り取ることができました。

手術後は、温存された乳房の中に残されている可能性のあるがん細胞を放射線で死滅させる術後放射線療法を計25回行って治療は終了となりました。その後は、年1回の定期検診を受けつつ、それまでと同じような生活を送っています。

（女性、40歳代）

※４〈多遺伝子アッセイ〉　アッセイとは「分析（評価）する」という意味の英語。特定の遺伝子発現を細かく解析して、再発リスクをより詳しく調べて、術後化学療法を行うかどうか、どのような薬剤を使うかなどの判断に役立てる。これにより再発リスクの少ない早期乳がんの場合は化学療法を行わず、過剰な治療を避けることができる。検査法はいくつかあり、「オンコタイプＤＸ」は2023年9月より保険適用となった。

11 【薬物療法】化学療法

全身に広がっている可能性のある微小転移を抗がん剤でたたき、転移・再発を予防する治療法です。副作用によるつらさを軽減する治療や対策も進歩しています。

サブタイプから適応を判断

抗がん剤による化学療法の目的は、大きく分けて左のふたつです。

①手術で取り残した可能性のある微小転移を死滅させるための「術前・術後化学療法」。

②手術の難しい進行性がんや転移がんの症状を和らげたり、進行を遅らせたりする。

がんを手術で取りきったとしても、全身に飛び散ったごく小さながん細胞による微小転移が体内に残されている可能性はあります。このような、体内に残されている可能性のあるがん細胞をたたくために、抗がん剤による全身療法を行うのです。

化学療法は、リンパ節への転移やしこりの大きさなどに加え、サブタイプ（66〜67ページ）を参考にしたうえで、個別に選択します。サブタイプのなかでも化学療法を積極的に考慮するのは、ルミナルB型、HER2（ハーツー）型、トリプルネガティブ型（基底細胞様型）です。また、ホルモン受容体陽性のルミナルA型であっても、「リンパ節の転移個数が多い」「エストロゲン陽性とプロゲステロン陽性の割合が低い」「病理学的腫瘍径が大きい」というように、再発リスクが高いと考えられる場合は、化学療法を追加することを検討します。

ただし、化学療法には副作用や合併症などのリスクもあるので、期待できる効果

※1〔抗がん剤レジメン治療〕術前・術後化学療法などの初期治療では、複数の抗がん剤を組み合わせて使用するほうが、生存率が上昇する。しかし、抗がん剤レジメン治療は白血球減少、悪心・嘔吐（おうと）などの副作用が大きいことから、転移・再発乳がんでは単剤療法が推奨されている。

とリスクなども照らし合わせて、化学療法を行うかどうかを検討します。近年ホルモン受容体陽性ＨＥＲ２陰性のルミナルＢ型では、多遺伝子アッセイ（69ページ）で術後化学療法の効果予測をしたうえで、術後化学療法を行うかどうかを検討するようになりました。

数種類を組み合わせた抗がん剤レジメン治療

抗がん剤は、がん細胞の遺伝子のＤＮＡに直接はたらきかけたり、細胞の増殖を阻害したりするなど、薬によって作用が異なります。

術前・術後化学療法の場合、こうした異なる作用の薬を組み合わせて、さまざまな角度からがん細胞の増殖を抑制する「抗がん剤レジメン治療[※1]」が中心となります。薬の組み合わせ方は、「ＡＣ療法」「ＴＣ療法」というように薬の名前の頭文字で表すのが一般的です。国立がん研究センター中央病院ではＡＣ療法を中心に行っており、その後にタキサン系薬剤を追加した治療を行っています。

①アンスラサイクリン系　乳がん治療の中心的な抗がん剤のひとつです。がん細胞のＤＮＡを直接攻撃します。

②タキサン系　がん細胞が分裂して増殖する過程を阻害する薬です。アンスラサイクリン系薬剤と並んで、乳がん治療の中心的な役割を果たしている薬です。

③アルキル化薬　ＤＮＡに直接作用して増殖を抑制する薬。アンスラサ

●化学療法に用いるおもな薬剤

分類	一般名	投与方法
アンスラサイクリン系	ドキソルビシン	点滴
	エピルビシン	
タキサン系	パクリタキセル	点滴
	ドセタキセル	
アルキル化薬	シクロホスファミド	内服、点滴
5-FU系	フルオロウラシル	点滴
	カペシタビン	内服
チューブリン重合阻害薬	エリブリン	点滴
プラチナ系	カルボプラチン	点滴

イクリン系、タキサン系薬剤など他の抗がん剤と併用されることの多い薬剤です。

④その他　ＤＮＡの合成を阻害してがんを抑制する「５－ＦＵ系薬剤」、がんが細胞分裂するときの微小管重合を阻害する「チューブリン重合阻害薬」、がんのＤＮＡ複製を阻害して細胞死に導く「プラチナ系」などがあります。

抗がん剤治療のスケジュールは、それぞれの治療法に最適とされるものを行います。多くは１週間、または３週間に１回を１サイクルとして、外来通院治療で行われます。たとえば術後のＡＣ療法では、最初に吐き気止めのアプレピタントを内服してからさらに吐き気止めのグラニセトロン、デキサメタゾンを約15分点滴。その後ドキソルビシンを約15分、さらにシクロホスファミドを約30分点滴した後、生理食塩水で点滴の管に残った薬も残さず体内に入れるという流れで、約１時間かけて１回の治療となります。これを３週間ごとに４サイクル（３か月）行います。

●おもな併用化学療法の内容とおおよその費用（総額）

治療法	分類	一般名	投与の頻度	費用	３割負担の費用
AC療法	アンスラサイクリン系	ドキソルビシン	３週間ごとに４サイクル	約10万3240円	約3万970円
	アルキル化薬	シクロホスファミド			
AC＋単剤	タキサン系	AC →パクリタキセル	ACを2週間ごとに4サイクル、その後パクリタキセルを1週間ごとに12サイクル	約16万7390円	約5万210円
TC療法	タキサン系	ドセタキセル	３週間ごとに４サイクル	約18万7980円	約5万6390円
	アルキル化薬	シクロホスファミド			

※ 2023 年 8 月現在。身長 160cm、体重 55kg の人の場合（費用は病期や体表面積によって変わります）
※ AC 療法には支持療法で用いる制吐剤の費用も含まれます
※ドキソルビシン、ドセタキセル、パクリタキセルは後発品あり

副作用との付き合い方

化学療法はがん細胞だけでなく、正常な細胞にも影響を与えてしまうため、さまざまな副作用が現れます。とくに粘膜や毛母細胞、血液といった、がん細胞同様に細胞分裂が活発な臓器への影響は大きく、吐き気や脱毛、下痢、口内炎、白血球減少、しびれ、爪の変化、皮膚の症状といった多彩な副作用がみられるのです。

最近ではさまざまな副作用に対する薬や投与法の工夫により、副作用のつらさも軽減されつつあります。ただし、副作用の現れ方には個人差がありますので、抗がん剤治療中に食事、吐き気、排便、発熱、内服などの記録をとるとともに、薬の使い方や副作用について不安に感じることがあれば、医師や看護師、薬剤師に相談してください。

〈化学療法の流れ〉

かつての化学療法は入院して行われていたが、現在では外来での通院治療が一般的。国立がん研究センターでは「通院治療センター」に通院して、点滴などの抗がん剤治療を行う。通院治療に不安を感じるのは当然のことなので、事前オリエンテーションを十分に行い、心の準備を整えたうえで治療が進められるようにサポートをしている。

脱毛に使うウィッグ

抗がん剤の副作用として起こる脱毛は、身体的な問題であると同時に、社会生活を送るうえで精神的な負担となりやすい副作用です。治療中には多くの患者さんがウィッグ（かつら）を使用します。

患者さんが使う医療用かつらは、おしゃれ用のウィッグと外見や機能に大きな違いがあるわけではありません。ですから、基本的には自分に似合うもの、いつもの自分と変わりなく見えるものを選ぶのがコツです。

脱毛のある抗がん剤の場合、脱毛は治療開始から2～3週間経ったころから徐々に始まり、治療後数か月で生えてくるのが一般的です。こうした治療の特性に合わせてウィッグの調節を行ったり、期間限定でレンタルしたり、選び方、使い方を工夫してもよいでしょう。

12 ［薬物療法］ホルモン療法

女性ホルモンの産生を抑制したり、ホルモン受容体に結合する薬を用いて、女性ホルモンの刺激によるがん細胞の増殖を抑える治療法です。

ホルモン受容体陽性ならば適応

乳がんの約6割は、女性ホルモンの刺激によってがん細胞が増殖されてしまうホルモン受容体が陽性のタイプです。そういったタイプの乳がんに対しては、女性ホルモンに直接はたらきかけることでがん細胞の増殖を抑えます。

ホルモン受容体が陽性かどうかは、手術や針生検で切除した組織検査で調べます。女性ホルモンにはエストロゲン（卵胞ホルモン）とプロゲステロン（黄体ホルモン）の2種類があり、両方のホルモン受容体を調べた結果、両方またはどちらかが陽性であればホルモン療法の適応となります。

ただし、閉経前と閉経後では治療に用いる薬などが異なります。エストロゲンは卵巣でつくられていて、卵巣機能が衰えた閉経後のエストロゲンの値は、卵巣機能が活発な閉経前の100分の1程度まで減少します。そのため、それぞれのホルモン環境に合った薬を選択します。

閉経前は、脳の視床下部から出る「性腺刺激ホルモン放出ホルモン（LH-RH）[※1]」の指令を受けて、下垂体が「性腺刺激ホルモン（LH）[※2]」「卵胞刺激ホルモン（FSH）[※3]」を放出、LHの刺激により卵巣がエストロゲンをつくるという仕組みです。閉経後は、

〔ホルモン受容体の有無〕
針生検または手術で採取したがん組織に対して抗体を用いた免疫染色を行い、染まり具合でホルモン受容体の有無を判断する。術後であれば、がん細胞のうち1%以上が染まっていれば陽性となり、ホルモン療法の適応となる。

※1〔LH-RH〕
脳の視床下部から分泌されるホルモンで、下垂体にはたらきかけてLHやFSHの放出を促す。

※2〔LH〕
LH-RHの指令を受けて、脳の下垂体から分泌されるホルモン。排卵直前になると大量分泌され、黄体化を促すため「黄体刺激ホルモン」とも呼ばれる。

※3〔FSH〕
LHと同じく、LH-RHの指令を受けて、脳の下垂体から分泌されるホルモン。卵胞の成長を促す役割がある。

卵巣でエストロゲンがつくられなくなる代わりに、副腎皮質でつくられるアンドロゲン※4という男性ホルモンからわずかに女性ホルモンがつくられます。アンドロゲンをエストロゲンにつくり変えるはたらきをするのが、アロマターゼという酵素です。

術後ホルモン療法は、通常5年間継続して服用しますが、年齢や再発リスクによっては、10年間服用したほうが好ましいとするデータもあります。

ホルモン療法に用いる薬

ホルモン療法では、体内のエストロゲンを減らす薬と、エストロゲンがホルモン受容体と結合することを阻害する薬の２種類に大別できます。さらに、女性ホルモンに対する作用の仕方によって、以下の４種類に分類されます。

①抗エストロゲン薬

タモキシフェンはエストロゲンの代わりにホルモン受容体と結合し、本物のエストロゲンが結合することを阻止し、がん細胞が増殖するスイッチがオンにならないようにします。エストロゲンの産生・分泌に関係なく作用する薬で、閉経前後どちらでも使われます。フルベストラントはエストロゲン受容体を破壊する注射薬で、閉経後に用います。

②ＬＨ-ＲＨアゴニスト製剤

脳から卵巣にエストロゲンをつくるように指令を送る「性腺刺激ホルモン放出ホルモン（ＬＨ-ＲＨ）」のはたらきを阻害する薬で、閉経前の女性に使われます。下垂体から卵巣への指令が出なくなるので、エストロゲンがつくられなくなります。

※４〈アンドロゲン〉
男性ホルモンの総称で、精巣で産生されるテストステロンが代表的。男性性器の発育、骨格や筋肉の形成、精子の製造など「男性らしさ」に深くかかわっている。

日本人の乳がん患者におけるホルモン受容体陽性型の割合
（赤い色で示した部分）

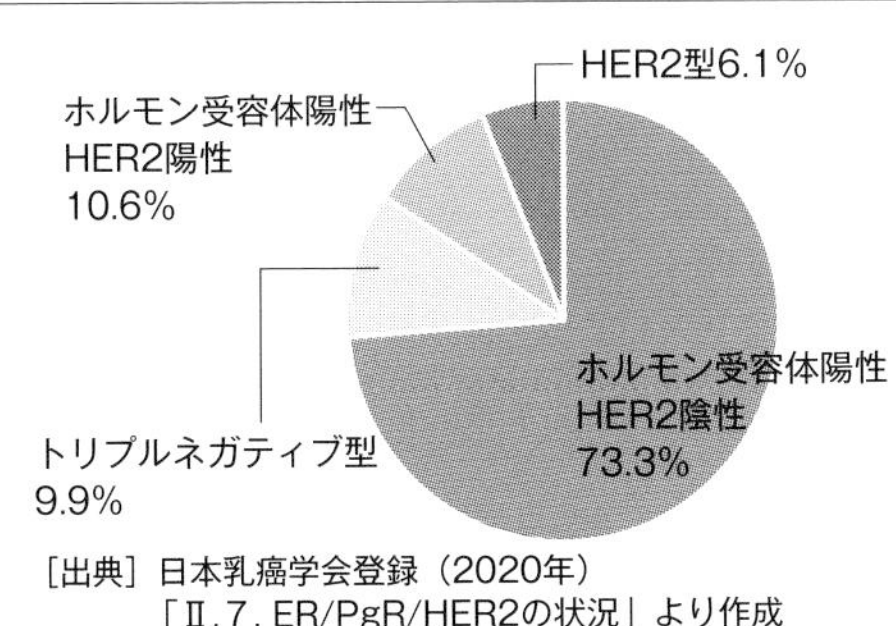

［出典］日本乳癌学会登録（2020年）
「Ⅱ.7. ER/PgR/HER2の状況」より作成

③アロマターゼ阻害薬

閉経後は卵巣からのエストロゲン分泌は止まりますが、体内にある、アンドロゲン（男性ホルモン）からエストロゲンがつくられます。ここではたらくアロマターゼという酵素の作用を阻害し、エストロゲンがつくられないようにする薬がアロマターゼ阻害薬です。閉経後の女性に使われます。エキセメスタンは分子標的薬と組み合わせて使われることもあります。

④その他

合成黄体ホルモンであるプロゲステロン製剤は、進行・再発乳がんに使われます。

ホルモン療法の注意点

ホルモン療法は、再発予防の目的で手術後に行うこともありますし、進行・再発乳がんの進行を抑えることを目的として行うこともあります。

一般的にホルモン療法の副作用は軽いのですが、副作用が出ることはあります。女性ホルモンを抑制するために起こる副作用の代表的なものは、ホットフラッシュと呼ばれる「ほてり」や「のぼせ」です。ホットフラッシュは更年期の症状としても知られています。

このほかにも、アロマターゼ阻害薬では骨粗鬆症、関節痛などの症状が出る場合があります。50歳以上で抗エストロゲン薬のタモキシフェンを長期間使っている場合、頻度は低いですが子宮体がんになるリスクが高まるといわれていますので、婦人科のチェックを受けることをおすすめします。

●ホルモン療法に使用するおもな薬剤とおおよその費用（2023年8月現在）

分類	一般名	投与方法	費用	1錠×4週間分の費用総額	4週間分の費用(3割)
抗エストロゲン薬	タモキシフェン	内服（1日1回1錠）	約60円/錠	約1680円	約500円
	フルベストラント	筋肉注射（4週間ごと＊）	約7万680円/回	約14万1360円	約4万2410円
LH-RHアゴニスト製剤	リュープロレリン	皮下注射（4週間ごと）	約2万6340円/回	―	約7900円/回
		皮下注射（12週間ごと）	約4万7040円/回	―	約1万4110円/回
	ゴセレリン	皮下注射（4週間ごと）	約2万4630円/回	―	約7390円/回

※タモキシフェン、リュープロレリンは後発品あり
＊1か月目は2週間ごと

●ホルモンががん細胞に作用する仕組み

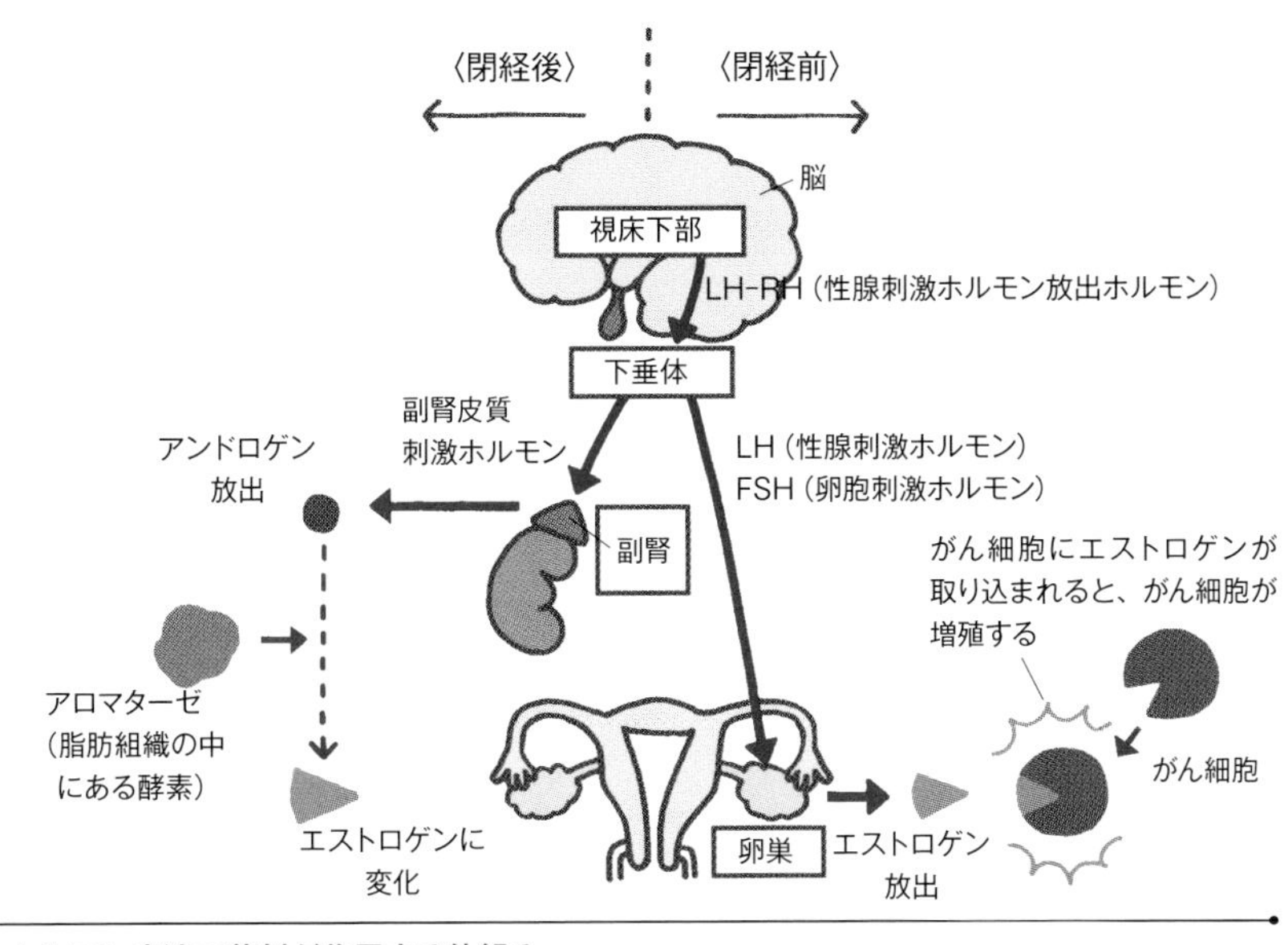

●ホルモン療法で薬剤が作用する仕組み

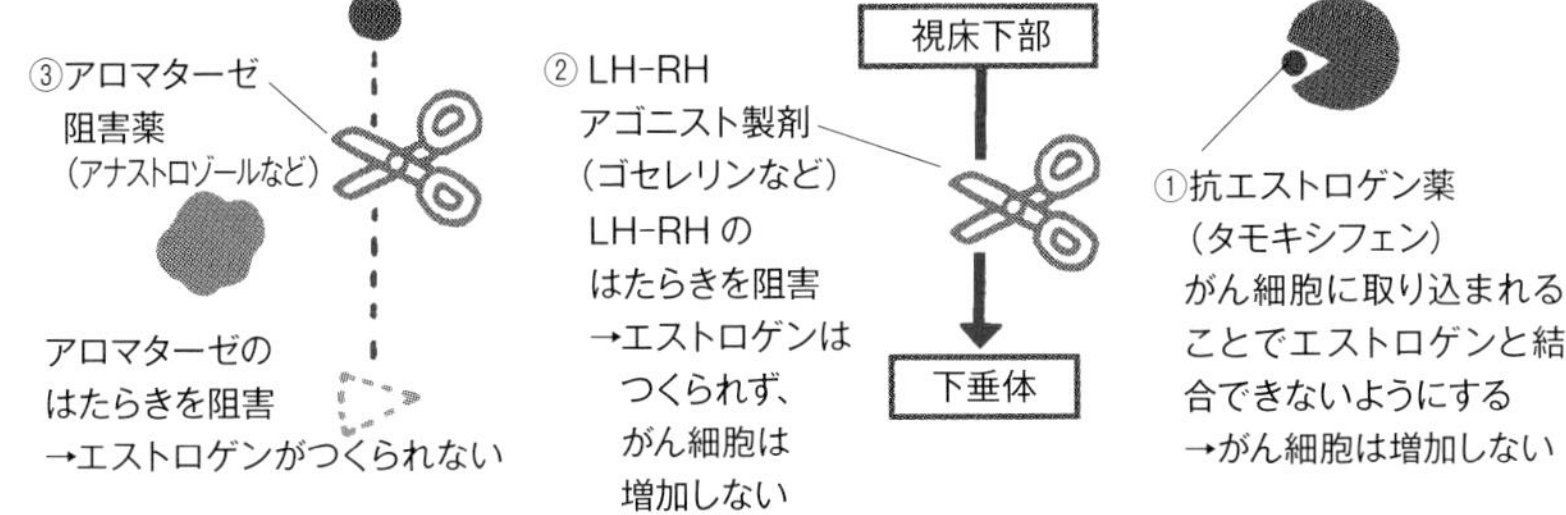

分類	一般名	投与方法	費用	1錠×4週間分の費用総額	4週間分の費用（3割）
アロマターゼ阻害薬	エキセメスタン	内服（1日1回1錠）	約220円/錠	約6210円	約1860円
	アナストロゾール		約240円/錠	約6690円	約2010円
	レトロゾール		約270円/錠	約7530円	約2260円
プロゲステロン製剤	メドロキシプロゲステロン	内服（1日3回1錠ずつ）	約150円/錠	約1万2650円	約3800円

※エキセメスタン、アナストロゾール、レトロゾール、メドロキシプロゲステロンは後発品あり

13 【薬物療法】分子標的薬

がん細胞特有の性質を標的にして、その部分をねらい撃ちする分子標的薬。抗がん剤のように正常細胞を傷つけることなく、がん増殖を抑制することが期待されています。

HER2タンパク陽性の人が適応

乳がん治療で使われている代表的な分子標的薬のトラスツズマブ（商品名ハーセプチン）は、がん細胞の表面にあり、がん細胞を増殖させるシグナルを発する受容体「HER2（ハーツー）たんぱく」を攻撃のターゲットとします。分子標的薬は、過剰に発現しているHER2受容体と結合して増殖シグナルが出ないようにしたり、トラスツズマブを介して免疫細胞の働きを活性化することにより、がん細胞を攻撃すると考えられています。

分子標的薬の適応となるのは、サブタイプ（66ページ）のなかでHER2たんぱくが過剰に発現している「HER2型」と「ルミナルB型」のうちHER2が陽性の患者さんで、全体の20〜30％にあたります。2023年よりHER2低発現※1の患者さんにも適応となりました。

乳がん治療で最初に承認された分子標的薬であるトラスツズマブは、2001年の承認当初は転移性乳がんだけが適応でした。その後HER2陽性乳がんの術後に使用すると再発を抑えられることがわかり、2008年には術後薬物療法や術前薬物療法でも使えるようになりました。トラスツズマブの登場により、HER2型の

※1〔HER2低発現〕HER2がある程度存在しているが、陽性といえるほどの量ではない場合。HER2陰性に分類される。HER2陰性のうちの6割程度がHER2低発現にあたる。

分子標的薬の作用メカニズム

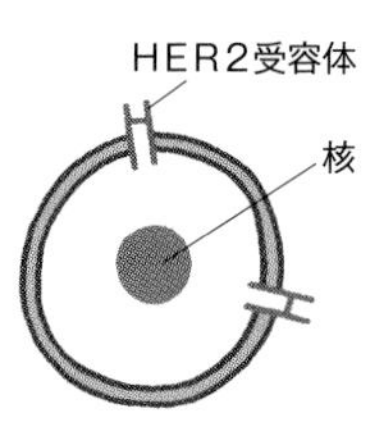

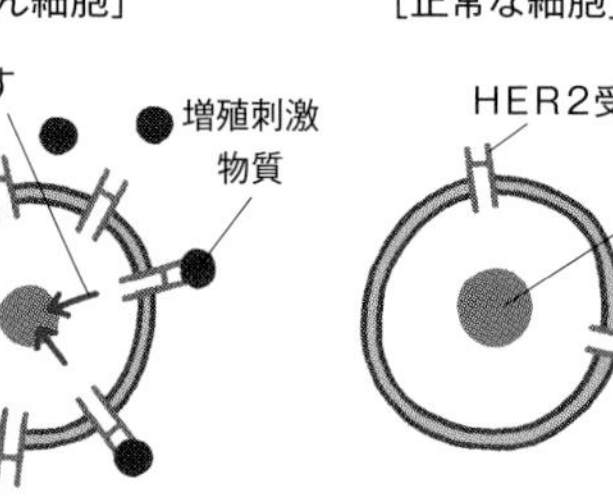

再発リスクは減少し、生存率も改善しました。

術後薬物療法でトラスツズマブを用いる場合は、パクリタキセルやドセタキセルなどの抗がん剤治療と併用しながら、３週間を1サイクルとして約1年間点滴を続けます。進行・再発がんの場合は、タキサン系、ビンカアルカロイド系、５-ＦＵ系などの化学療法と組み合わせて行います。状況に応じてトラスツズマブ単独で使用することもあります。

分子標的薬の種類

トラスツズマブが承認されてから、さまざまなタイプの分子標的薬が承認され、患者さんに応じた治療を選択できるようになりました。

その後登場したＨＥＲ２たんぱくをターゲットとする分子標的薬としては、ペルツズマブ（商品名パージェタ）、トラスツズマブエムタンシン（商品名カドサイラ）、トラスツズマブデルクステカン（商品名エンハーツ）、ラパチニブ（商品名タイケルブ）などがあります。ペルツズマブはＨＥＲ２たんぱくと結合してがんの増殖を抑え、抗がん剤と併用することでより高い効果を発揮します。トラスツズマブエムタンシン（Ｔ-ＤＭ１）とトラスツズマブデルクステカン（Ｔ-ＤＸｄ）は、トラスツズマブにそれぞれエムタンシンとデルクステカンという抗がん剤を結合させた薬で、転移性乳がんに使用されます。飲み薬のラパチニブは、ＨＥＲ２の増殖シグナルを阻害するときの仕組みがトラスツズマブとは異なり、トラスツズマブと抗がん剤による治療の効果がみられなくなってきたときに使われます。

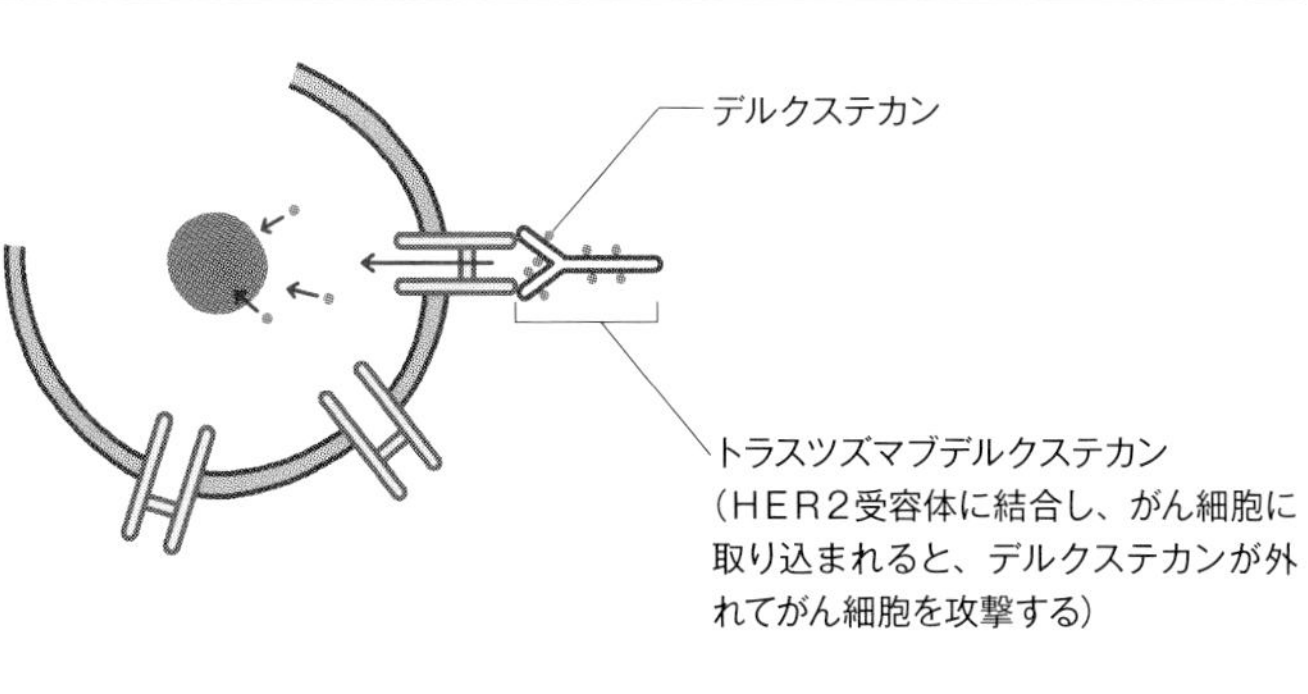

デルクステカン

トラスツズマブデルクステカン
（ＨＥＲ２受容体に結合し、がん細胞に取り込まれると、デルクステカンが外れてがん細胞を攻撃する）

HER2たんぱく以外のものをターゲットとする分子標的薬では、血管新生阻害薬のベバシズマブ（商品名アバスチン）があります。ベバシズマブは、がん細胞に栄養や酸素を送るための血管新生を阻害し、がん細胞を兵糧攻めにする薬で、2週間に1回の点滴で、抗がん剤（パクリタキセル）と併用することで効果を高めます。

HER2陰性でホルモン受容体陽性の患者さんには、mTOR（エムトール）たんぱくを阻害するエベロリムス（商品名アフィニトール）という分子標的薬があり、アロマターゼ阻害薬（エキセメスタン）と同時に使われます。また、HER2陰性でホルモン受容体陽性の乳がんに対する分子標的薬には、細胞増殖の周期を促進する酵素のCDK4、CDK6の活性を阻害してがん細胞の増殖を抑制するパルボシクリブ（商品名イブランス）があります。パルボシクリブと同じCDK4／6阻害薬であるアベマシクリブ（商品名ベージニオ）は、リンパ節転移があり再発リスクが高い場合に術後2年間の投与が認められています。

乳がんでは特定の遺伝子に変異があると発症リスクが高く、遺伝子変異によるがんを遺伝性乳がんと呼びます（88ページ）。そのなかでも代表的なBRCA1、BRCA2という遺伝子に変異がある遺伝性乳がんに対しては、分子標的薬であるオラパリブ（商品名リムパーザ）が承認されています。経口薬であるオラパリブは、がん細胞のDNA修復を阻害して死に至らせるPARP（パープ）阻害薬です。

分子標的薬で起こる副作用

分子標的薬は、理論上は抗がん剤のように正常細胞を傷つけることが少ないと考

●おもな分子標的薬とおおよその費用

種類	一般名	投与方法		費用／回	3割負担の費用／回
抗HER2薬	トラスツズマブ	静脈注射（3週間ごと）	初回	9万3510円	2万8050円
			2回目以降	7万2010円	2万1600円
	ペルツズマブ	静脈注射（3週間ごと）	初回	41万2940円	12万3880円
			2回目以降	20万6470円	6万1941円
CDK4/6阻害薬	パルボシクリブ	内服（1日1回1錠）		43万1310円（総額）	12万9390円（総額）
PARP阻害薬	オラパリブ	内服（1日2回2錠）		58万730円（総額）	17万4220円（総額）

※2023年8月現在。身長160㎝、体重55㎏の人の場合（費用は病期や表面積によって変わります）
※トラスツズマブは後発品あり

えられていました。しかし実際には、分子標的薬に副作用がないわけではありません。トラスツズマブの治療を開始した患者さんの４割は、初回の投薬後に発熱と悪寒を感じます。頻度は低いですが、呼吸器障害が起こることもあります。これらの副作用はトラスツズマブを初めて投与した後24時間以内に起こることがほとんどです。このような副作用を注射時反応と呼びます。

さらに頻度が低い副作用ですが、注意が必要なのは心不全です。心不全とは心臓のポンプ機能が損なわれ、動悸や息切れなどの症状を呈する状態です。そのためトラスツズマブの治療中は定期的に心臓のチェックを行うことが大切になります。

トラスツズマブ以外の分子標的薬では、間質性肺炎、高血圧、たんぱく尿、口内炎など、抗がん剤とは異なる副作用がみられます。とくにトラスツズマブデルクステカンでは間質性肺炎の頻度が高いことが知られ、注意が必要です。また、ラパチニブは、にきびのような赤いブツブツがあらわれるざ瘡様皮疹（そうようひしん）がみられることもあります。命にかかわりませんが、顔をはじめ頭部や体幹にまで皮疹が出て、かゆみやヒリヒリするような痛みがあるため、患者さんのＱＯＬを大きく損ないます。

分子標的薬治療を行ううえでは、高額な費用も大きな問題となっています。術後薬物療法でトラスツズマブを使うと、１か月での費用は７万円以上になります。たとえ健康保険で３割負担だとしても、１年以上このような治療を続けることは患者さんにとって大きな負担になります。費用の問題については、高額療養費制度[※1]など経済的支援制度を活用したり、担当の医師だけでなく、医療機関の医事課やソーシャルワーカーに相談するなどしてみてください。

※１〔高額療養費制度〕
医療機関や薬局で支払った１か月の医療費が一定額を超えた場合、超えた分が支給される制度。負担の上限は年齢や所得によって異なる。たとえば１００万円の医療費で、自己負担は３割の30万円だった場合、70歳未満、所得区分が一般であれば、実際の自己負担額は８万７４３０円で、それ以上の21万２５７０円については高額療養費として返ってくる。

14 〔薬物療法〕免疫チェックポイント阻害薬

手術、薬物療法、放射線療法に続く「第4の治療法」といわれている免疫療法。乳がんでは、トリプルネガティブに対して免疫チェックポイント阻害薬が使われます。

免疫細胞にがんを攻撃させる

生体には異物などから自分自身を守る免疫という仕組みが備わっていますが、過剰に攻撃しすぎないように制御するブレーキ（免疫チェックポイント）も存在しています。がん細胞はこのブレーキを利用して免疫の攻撃力を弱めるので、ブレーキをかけられないようにして免疫細胞にがん細胞を攻撃させるのが免疫チェックポイント阻害薬です。

免疫細胞の一種であるT細胞の表面にあらわれたPD-1という分子と、がん細胞のPD-L1という分子が結合すると、T細胞の免疫作用が抑えられてしまいます。免疫チェックポイント阻害薬はPD-1またはPD-L1に結合することで、免疫細胞のPD-1とがん細胞のPD-L1が結合できないようにしてT細胞を活性化し、再びがん細胞を攻撃させます。乳がんでは抗がん剤と併用し、T細胞による攻撃を加えるとともに、抗がん剤の効果を高める役割を果たします。

トリプルネガティブが適応

乳がんでは、トリプルネガティブの周術期（術前・術後）、転移・再発に対してP

〈免疫チェックポイント阻害薬の作用メカニズム〉

免疫細胞の一種であるT細胞には、がん細胞をはじめとする異物を攻撃し、排除するはたらきがある。

T細胞が活性化すると、T細胞の表面にPD-1という分子が現れる。ここにがん細胞のPD-L1が結合すると、T細胞の免疫作用が抑えられ、がん細胞を攻撃しなくなる。

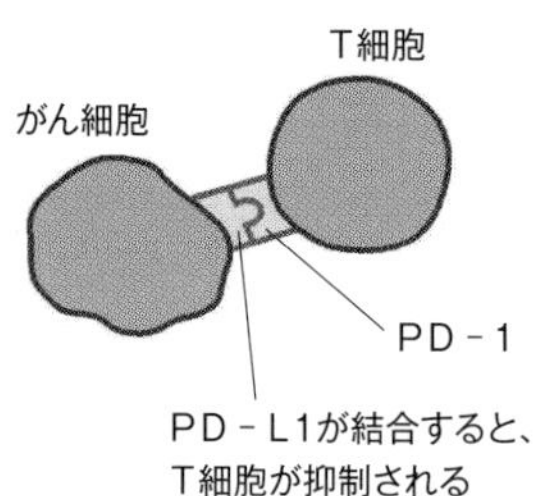

免疫チェックポイント阻害薬の抗PD-1抗体薬は、T細胞のPD-1に結合することで、がん細胞のPD-L1と結合できなくし、T細胞を再び活性化する。

D-L1の検査を行い、陽性の場合は免疫チェックポイント阻害薬を使用することが認められています。PD-L1陽性で切除不能な再発・転移トリプルネガティブ乳がんでは、PD-1阻害薬のペムブロリズマブ（商品名キイトルーダ）、PD-L1阻害薬のアテゾリズマブ（商品名テセントリク）と抗がん剤との併用療法を行うことで、治療効果を高めます。手術可能なトリプルネガティブ乳がんについても、術前・術後の周術期にペムブロリズマブと抗がん剤の併用療法を行います。

ペムブロリズマブと併用する化学療法としては、ゲムシタビン＋カルボプラチン、パクリタキセルがあります。また、アテゾリズマブはパクリタキセル（アルブミン懸濁型）との併用で使用します。

実際の費用負担は高額療養費制度によって一定額におさめることができますが、免疫チェックポイント阻害薬は非常に高価で、薬価だけで見ると1回あたり数十万円にものぼることが問題視されています。

慎重に副作用を管理

免疫チェックポイント阻害薬であらわれる副作用は抗がん剤や分子標的薬とは異なり、間質性肺疾患、甲状腺機能低下、内分泌障害、1型糖尿病、腎機能障害、重篤な血液障害など、免疫に関連する副作用が見られます。

これらの副作用があらわれる頻度は高くありませんが重篤化しやすいため、呼吸器科や消化器内科など各診療科の専門医と連携しながら慎重に経過を管理していくことが重要です。

●おもな免疫チェックポイント阻害薬とおおよその費用

一般名	投与方法	費用／回	3割負担の費用／回
ペムブロリズマブ	静脈注射（3週間ごと）	42万9000円	12万8700円
アテゾリズマブ	静脈注射（2週間ごと）	44万6840円	13万4050円

※2023年8月現在。身長160㎝、体重55㎏の人の場合（費用は病期や表面積によって変わります）

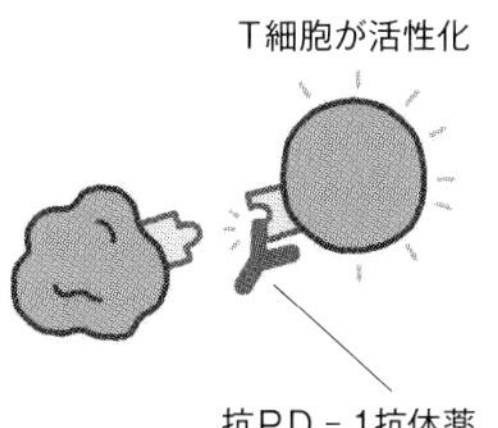

15

〔放射線療法〕目的と進め方

手術療法や薬物療法と組み合わせて行う放射線療法は、放射線によりがん細胞を直接死滅させる治療法です。術後に行うことが多く、局所再発の予防などに効果があります。

術後の再発予防や再発がんの進行抑制が目的

放射線療法で使われる放射線[※1]は、レントゲン撮影などで使われるX線よりもはるかに高いエネルギーで、がん細胞のDNAに障害を与えます。それによりがん細胞の増殖を止めたり、がん細胞そのものを死滅させることができるのです。

乳がんにおいては手術、薬物と並んで広く行われる治療法で、国立がん研究センターの放射線治療科でも多く行われている治療です。しかし近年では、乳房部分切除術が減り、乳房切除術＋再建が増えていることから、放射線治療における乳がんの割合は下がってきています。

乳がんでは乳房部分切除術とセットで行われること（術後放射線療法）が多く、温存した乳房全体に放射線を照射し、手術では取り切れなかった部分のがん細胞をたたいて、温存した乳房やリンパ節からの再発を防ぎます。乳房部分切除術後、放射線照射を行った場合と行わなかった場合では、照射したほうが乳房内再発率が3分の1まで減ることがわかっています。

また、乳腺を全摘出してしまう乳房切除術後の放射線療法でも、リンパ節転移が多数あり、しこりが大きいなど再発リスクの高い患者さんに行った場合では、局所

※1〔放射線〕
放射線は波長が長くエネルギーの高い電磁波で、物質を透過する性質をもち、照射した物質に電離を起こすことができる。医療用として用いられるのは、X線やγ（ガンマ）線など。

放射線治療科の実績（原発部位別）

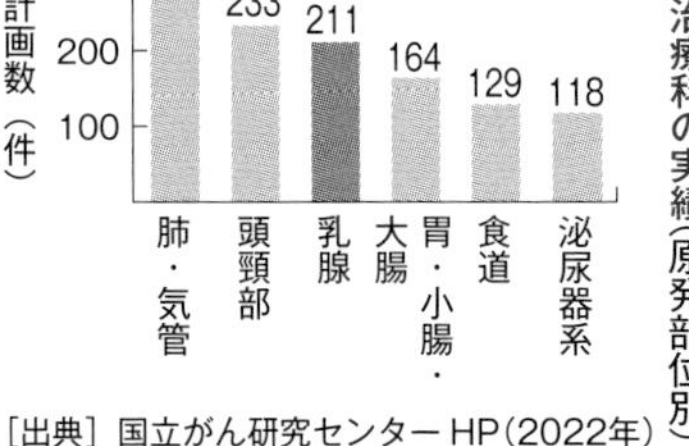

［出典］国立がん研究センターHP（2022年）

再発率は3分の1程度になり、生存率も向上することがわかっています。

進行がんなどで手術療法が難しいと判断されていても、薬物療法と放射線療法によりがんが小さくなれば手術を行うことが可能になる場合があります。また、放射線療法は骨や脳などの他臓器に遠隔転移したがんの治療にも用いられます。

他の臓器への影響を最小限に治療を進める

照射した放射線は皮膚を通過してがん細胞のDNAに傷をつけますが、がん細胞以外の正常な細胞にも傷をつけてしまうおそれがあります。そうした障害を少しでも避け、確実にがん細胞だけを攻撃できるように、国立がん研究センターでは1990年代から「三次元原体照射」を導入。CTやMRIなどの画像診断装置を用いた三次元治療計画装置で照射範囲を立体的に設定しています。

放射線療法を受けるタイミングは、手術の傷口が回復したころからが望ましく、手術後2か月くらいまでに開始します。薬物療法と組み合わせて治療する場合は薬の投与期間やタイミングに合わせて行いますが、薬物療法の後で放射線照射を行うことが多いようです。

乳房部分切除後に全乳房照射を行う場合、これまでは1回2.0グレイ（Gy）[※2]程度の放射線照射を週5日で5週間、計25回、放射線量はトータル50グレイという方法が一般的に行われてきましたが、近年は1回に照射する放射線量を増やして回数を減らす「短期全乳房照射法」が標準的に行われるようになってきました。わが国では現在、1回2・66グレイ、全16回でトータル42・56グレイの全乳房照射が行われ

乳房温存症例で放射線治療をした場合としない場合の10年間の再発率

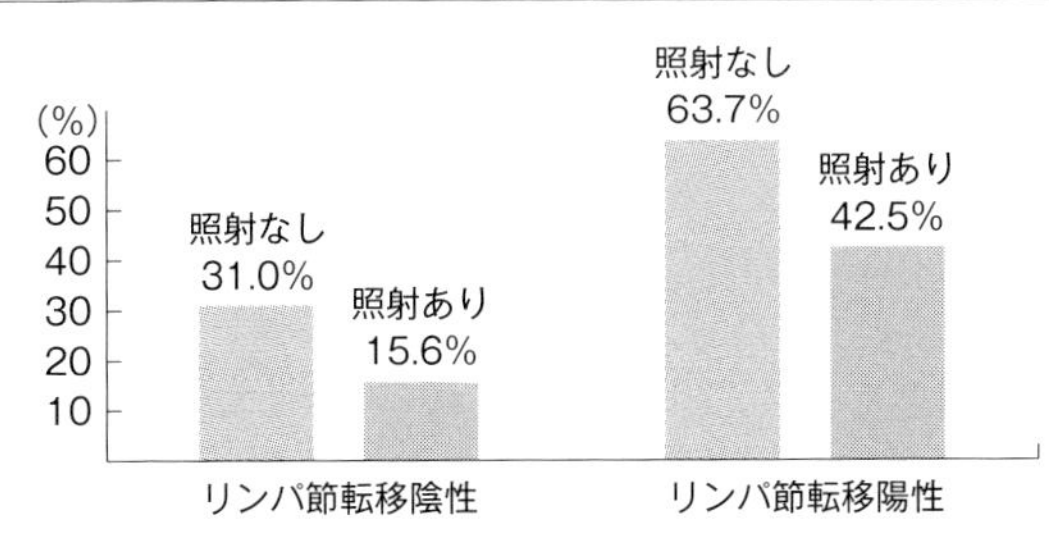

Early Breast Cancer Trialists' Collaborative Group (EBCTCG) Lancet 2011

※2〔グレイ〕　物質によって吸収された放射線エネルギーの単位。原子力発電所事故後よく見かける「シーベルト」という単位は、放射線照射による人体への影響を表した数値を示す単位。

ることが多くなっています。1回の照射時間は1分程度なので、通院しながら外来で治療を受けるやり方が一般的です。それ以外にも、乳房全体ではなくもともと腫瘍が存在した部位とその周辺にのみ照射を行う「加速乳房部分照射（ＡＰＢＩ）」、カテーテルを通して小線源を入れ、乳房の内側から照射する「小線源治療」などといった治療法が行われています。

従来は均一なビームを照射するのが一般的でしたが、空間的に不均一な照射ビームを多方面から照射する「強度変調放射線治療（ＩＭＲＴ）」は、腫瘍にそった複雑な形状で放射線を分布させることができます。その場合には、放射線を照射する標的範囲を事前に決めておき、ここに放射線が適切に集中できるような照射方向と不均一な放射線強度をコンピューターによって計算させて治療を行います。

急性および慢性の副作用

手術や薬物療法に比べて、副作用を含めた侵襲（しんしゅう）（患者さんへの身体的負担）が低いことが放射線療法のよさではありますが、高エネルギーの放射線を照射したときに被ばく[※3]して正常細胞も傷つくため、いくつかの副作用も起こります。

放射線療法による副作用は、大きく分けて「急性」と「慢性」の2種類です。

〈急性の副作用〉 放射線照射後、すぐに現れる副作用。からだの外側から乳房内のがん組織に向けて放射線を照射するため、放射線が通過する皮膚はどうしても影響を受けてしまいます。放射線を照射することで皮膚に現れる副作用は「放射線皮膚炎」と呼ばれ、症状は数週間でよくなっていきます。

※3〈被ばく〉
放射性物質から発せられる大量の放射線にさらされると、健康な臓器のＤＮＡに傷がつき、数十年後がんになるリスクが高まることがわかっている。細胞分裂が盛んな部分での影響が大きいため、大人よりも胎児や乳幼児のほうが影響を受けやすい。

皮膚のなかでも毛嚢（毛穴の奥の毛根を包んでいる部分）や皮脂腺、汗腺の細胞は放射線の影響を受けやすく、照射後の皮膚はかなり乾燥しています。放射線照射中はよく泡立てた石けんで体を洗うなど皮膚を清潔に保ち、ワセリンなどの保湿剤を塗ってしっかりと保湿するように心がけます。下着や服も締めつけないものを選び、皮膚に刺激を与えないようにします。

◎皮膚の乾燥
◎日焼けしたような赤み、黒ずみ（色素沈着）、水ぶくれ
◎乳房部分切除術後の場合は乳房全体が少し腫れることもある

〈慢性の副作用〉 放射線が乳房以外の健康な組織を傷つけることによる副作用。いずれも非常にまれですが、照射後数か月から数年後に発症することがあります。

◎乳房や皮膚の萎縮、放射線治療範囲内の発汗の低下
◎毛細血管拡張症
◎肺線維症（ごくまれに起こる）
◎放射線照射による二次がん[※4]（20〜30年後に発症）

※４〔二次がん〕
新たに発生した原発がんや、治療が原因で別の部位にがんが発生すること。放射線治療による被ばくのせいで二次がんになるリスクはゼロではないが、二次がん発症の原因は遺伝、環境因子、抗がん剤治療などさまざまで、放射線治療だけが原因とは言いきれない。

●放射線治療に使用する装置

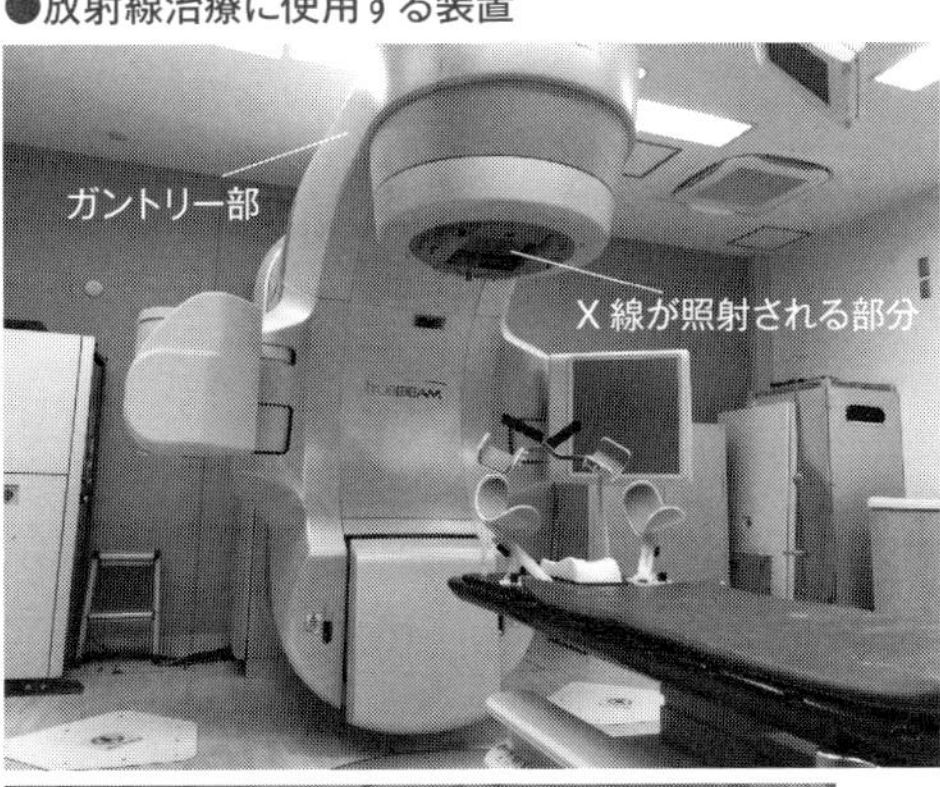

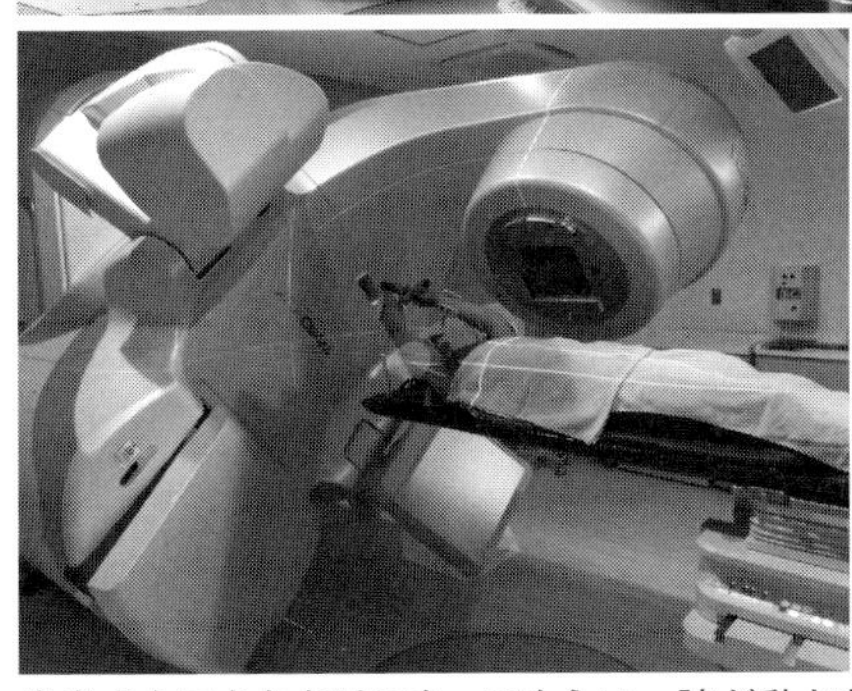

患者さんにあおむけになってもらい、腕が動かないように支持台に固定する。
ガントリー部が回転し、X 線照射を行う。

16 遺伝性乳がんの特徴

特定の遺伝子の変異によって発症する「遺伝性乳がん」が知られています。遺伝子検査によって、自分が乳がんを発症しやすいかどうかを調べることができます。

遺伝性乳がんと家族性乳がん

乳がん患者のなかには生まれつき遺伝子に変異[※1]があり、乳がんを発症しやすい人がいることがわかっています。「遺伝性乳がん」の患者は、欧米の乳がん患者のうち10〜20人に1人程度の割合でいるといわれていて、日本人の場合も同程度だと考えられています。

家族や血縁者のなかに複数の乳がん患者がいる場合には、遺伝性乳がんと似た「家族性乳がん」ということばを使います。家族性乳がんのなかには遺伝性乳がんが含まれることがありますが、遺伝的な原因だけではなく、その家族ががんの発症につながる生活習慣などの環境的な要因を共有していることが原因である可能性もあります。

いずれの場合にしても、家族内に乳がん患者がいる女性は、いない女性に比べて約2倍以上乳がんになりやすく、遺伝性乳がんの場合はさらにリスクが高くなることがわかっています。家族に乳がん患者がいる場合は、遺伝性かどうかによらず、乳がん検診を受けることが大切です。

※1〔変異〕
遺伝子配列の変化のうち、病気の発症のしやすさにかかわるもの。「病的バリアント」ともよばれる。

※2〔BRCA1／2〕
17番染色体にあるBRCA1と13番染色体にあるBRCA2は、どちらも遺伝子の修復に関わる重要ながん抑制遺伝子。

がん発症にかかわる遺伝子の変異

乳がんの発症にかかわる遺伝子として代表的なものは、「ＢＲＣＡ１」と「ＢＲＣＡ２」です。[※2] これらの遺伝子はがん抑制遺伝子で、この部分に生まれつき変異があるためにがん化にブレーキがかかりにくくなることがあり、乳がんを発症しやすくなると考えられています。

ＢＲＣＡ１とＢＲＣＡ２は卵巣がんの発症にも関係している遺伝子で、ＢＲＣＡ１かＢＲＣＡ２に生まれつき変異があると、乳がんや卵巣がんを発症するリスクが高くなることがわかっています。ＢＲＣＡ１またはＢＲＣＡ２遺伝子に変異がある場合、「遺伝性乳がん卵巣がん（ＨＢＯＣ）」と診断されます。

ＢＲＣＡ１またはＢＲＣＡ２遺伝子変異による遺伝性乳がんの場合には、一度乳がんになった後も、残った乳腺や反対側（健側）にも新たに乳がんができやすいので、手術の方法を決める際にも考慮する必要があります。また、卵巣がんのリスクもありますが、卵巣がんの場合は検診によってかならずしも早期発見につながらないという報告もあります。そのため、医療のガイドライン上では、妊娠・出産の希望などを考慮しながら、予防的にリスク低減卵管卵巣摘出術[※3]（ＲＲＳＯ）が推奨されています。

遺伝子検査で遺伝性乳がんかどうかを調べる

家族に乳がんにかかった人がいるからといって、遺伝性乳がんであるとは限りま

■ＢＲＣＡ１／２遺伝子に変異がある場合のがん発症リスクの増加

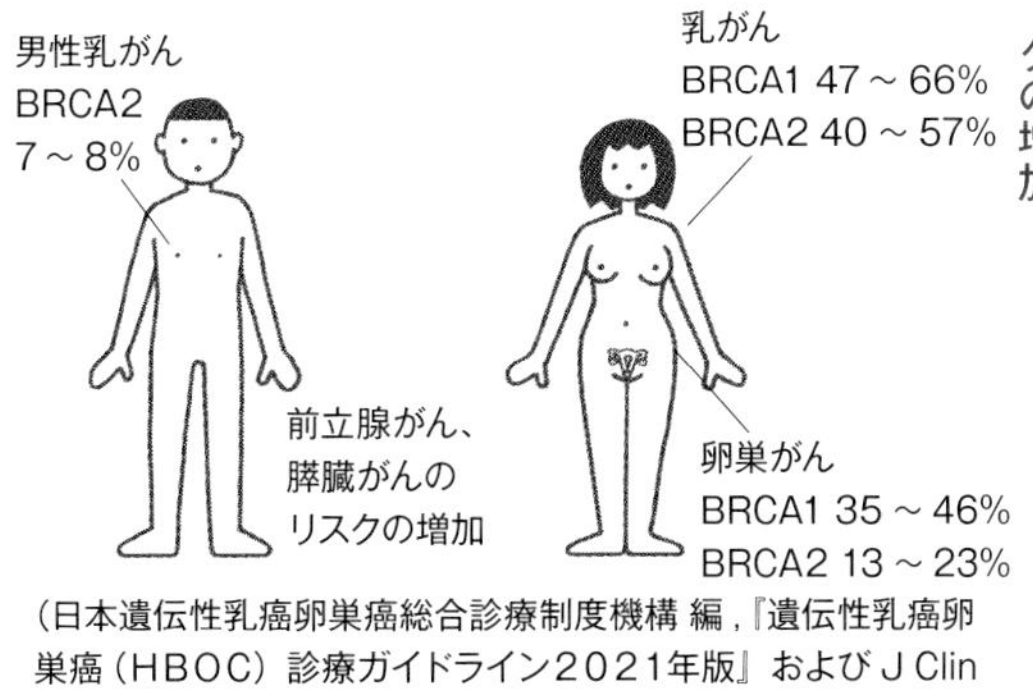

（日本遺伝性乳癌卵巣癌総合診療制度機構 編，『遺伝性乳癌卵巣癌（ＨＢＯＣ）診療ガイドライン２０２１年版』および J Clin Oncol. 2007；25（11）：1329－33. を参考に作成）

※３〈リスク低減卵管卵巣摘出術〉
予防的に両側の卵巣と卵管の摘出を行う手術。卵巣・卵管がんの死亡リスクが減少することがわかっている。

せん。しかし気になるという人は、遺伝子検査[※4]（ＢＲＣＡ１／２遺伝子検査）をすると、ＢＲＣＡ１やＢＲＣＡ２遺伝子に変異があるかどうかわかります。

遺伝子検査（ＢＲＣＡ遺伝学的検査）は、少量の血液を採取して行うため、身体的な負担はほとんどありません。以前は限られた専門機関でしか遺伝子検査を受けることができず、自費診療となるため検査費用もかなり高額でしたが、以下のいずれかに当てはまる乳がん患者さんに対してはＢＲＣＡ１／２遺伝子検査が保険適用となっています。

・45歳以下で乳がんを発症した
・60歳以下でトリプルネガティブ乳がんと診断された
・２個以上の原発乳がんを発症
・男性乳がん
・第３度近親者（具体的には親子、きょうだい、祖父母、おじ・おば、いとこ、曾祖父母、大おじ・おば）までに乳がん、卵巣がん、膵臓がん患者がいる
・化学療法を受けているＨＥＲ２陰性の手術不能・再発乳がん、または再発リスクの高い乳がんの患者さんで、分子標的薬のオラパリブ（商品名リムパーザ）での治療が検討されている

保険診療で遺伝子検査を受けた患者さんは、遺伝カウンセリング[※5]についても保険診療で受けることができます。

また、保険診療でＢＲＣＡ１／２検査を受けてＨＢＯＣと診断された乳がん患者

※４〈遺伝子検査〉
ＢＲＣＡ１／２の変異の有無は、採血をして遺伝子を調べる。専門の検査会社で行い、結果が出るまでの期間は約２～３週間。

※５〈遺伝カウンセリング〉
遺伝の専門家（臨床遺伝専門医、遺伝性腫瘍専門医、認定遺伝カウンセラー®、遺伝専門看護師等）が、遺伝性乳がんとその対応について説明。十分理解できるよう情報提供しつつ、遺伝子検査を受けるかどうか話し合う。意思決定支援や心理的サポートを行う。

さんが、がんになっていない側の乳房を予防的に切除する手術（ＣＲＲＭ：対側リスク低減乳房切除術）とそれにともなう乳房再建手術、卵管・卵巣摘出（ＲＲＳＯ）を受ける場合も保険診療で受けられます。

ＢＲＣＡ1やＢＲＣＡ2遺伝子の変異は2分の1の確率で親から子へ遺伝します。血縁関係にある家族が遺伝子検査によって同じ変異を認める場合にはＨＢＯＣと診断されます。ＨＢＯＣの診断により、若い頃から乳がん検診を定期的に受け、早期発見・早期治療に役立てることができます。卵巣がん検診の有用性は確立していませんが、定期的に婦人科検診を受けることがＲＲＳＯを希望しない場合に検討されます。また、がんを発症していない人に対しても、自費診療で発症前の乳房や卵巣・卵管を予防的に切除するほか、予防目的で抗エストロゲン薬（タモキシフェン）を服用する臨床試験も行われています。

遺伝性乳がんと診断されたＤさん

お母さんを乳がんで亡くして以来、30代ながらマンモグラフィなどの定期検診を受けていたＤさん。お母さんが亡くなった2年後の検診で、自分もⅡＡ期の乳がんであることがわかり、乳房切除術を受けました。

遺伝カウンセリングを経て遺伝子検査を行ったところ、ＢＲＣＡ１（89ページ）に変異のある遺伝性乳がんだということも判明。反対側（健側）の乳房にがんが発生するリスクが高いことから、リスク低減乳房切除術を検討しています。

がんがわかった当初は精神的ダメージが大きく、がんを取り除きたい一心で乳房再建を考える余裕もありませんでしたが、徐々に乳房のふくらみを取り戻したいという気持ちが強くなり、自家組織による二次再建にて再建手術も考えています。

（女性、30歳代）

17 新しい治療法

乳がんについては、次々と新しい治療法や薬が研究・開発されています。新しい治療がかならずしも効果的とはいえませんが、患者さんの負担が少ない治療法も増えています。

切らずに治す局所的治療

乳房部分切除術で乳房を残すことが可能になり、切除範囲が小さくて済むケースもありますが、手術で切開することの身体的負担は少なくありません。

そうした患者さんの負担をできる限り軽減するため、ほとんど切らずに治療できる「非手術的療法」が研究開発されています。手術をしない治療は、メスによる切開を行わないため入院期間が短くて済み（治療によっては日帰り治療も可能）、乳房に傷もつかず、変形もほとんどありません。ただし、これらの治療法は未承認の実験的な治療ですので、治療法について十分な説明を受け、かならず臨床試験として実施されていることを確認してから判断することをおすすめします。

◎**ラジオ波熱焼灼療法**　針状の細い電極をがん細胞がある部分に刺し、ラジオ波という電磁波でがん細胞を焼き切る治療法。肝臓がんなどでは多く行われています。早期がんには、先進医療（33ページ）として非常によい治療であることがわかってきており、2023年冬から2024年春ごろに保険適用となる予定です。

◎**非切除凍結療法**　高圧のアルゴンガスとヘリウムガスでがん細胞を凍らせて破壊する治療法。急激に凍らせるとがん細胞内の水分が凍り、その後体温で溶けた水分

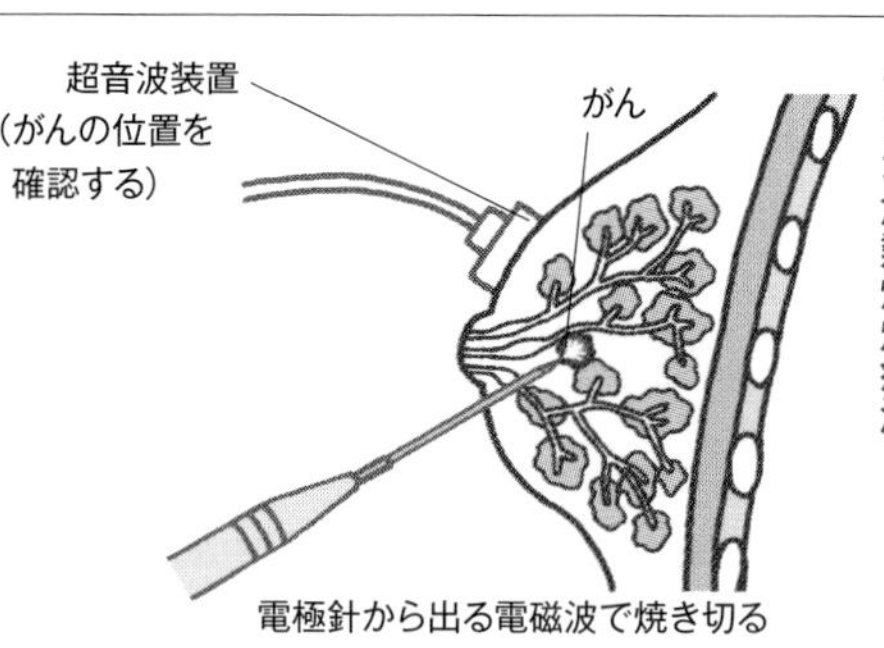

ラジオ波熱焼灼療法後1年目のMRI画像。がんの消失が確認される。

ががんの細胞膜を破裂させてがん細胞自体を壊します。先進医療ではありません。

◎集束超音波治療（ＦＵＳ）　超音波のビームを集束させてがん細胞を熱凝固させて焼く治療法で、子宮筋腫の治療などでも広く行われています。ＭＲＩ画像で焼く部分を確認しながら治療を行います。先進医療ではありません。

新しい放射線療法

機器類の進歩にともない、放射線療法でも新しい治療法の研究・開発が進んでいます。できるだけ周辺の正常細胞を傷つけず、がん細胞だけに集中して高線量の放射線を照射するような治療が行われています。

◎陽子線治療　重粒子線治療とともに「粒子線治療」[※1]と呼ばれ、先進医療の扱いになっています。からだの表面近くには影響を与えず、決められた一定の深さで完全に停止し、その直前に大きな放射線量を放出するという特性があります。そのためＸ線やγ(ガンマ)線より副作用が少なく、集中的にがん細胞を殺傷できます。

◎重粒子線治療　がんの殺傷効果は陽子線治療より高いのですが、装置が大きく、照射された正常細胞に対する影響も強いため、費用も陽子線治療より高額となります。

新薬の効果・副作用は承認後にわかることもある

乳がんについては、古くから閉経前の女性の卵巣を取り除くと乳がんが小さくなることが発見されていて、分子標的薬などが登場するはるか昔から、がんそのもの

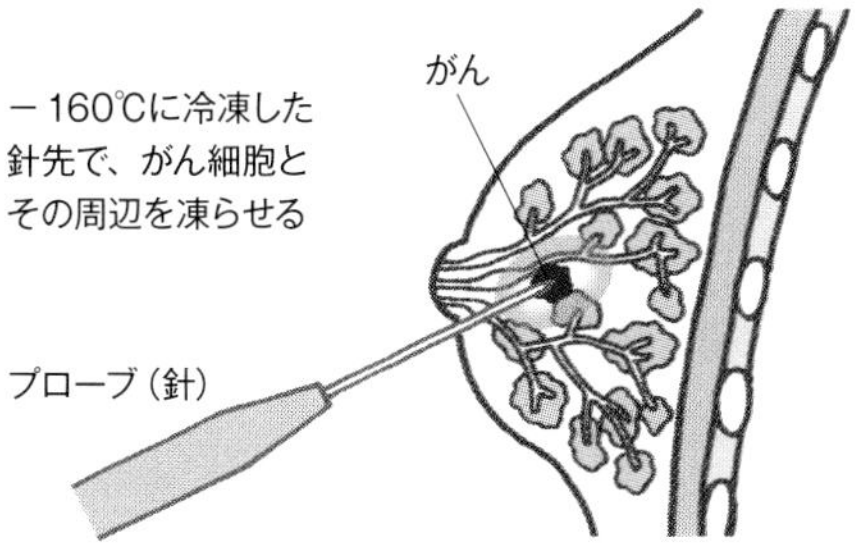

※１〈粒子線〉
放射線の一種。陽子線は水素、重粒子線は炭素の原子核を高圧で加速してつくる。

を手術で取り除くばかりではなく、バイオロジーの視点で治療しようとする薬剤や治療法の研究が活発でした。ホルモン受容体やＨＥＲ２たんぱくをターゲットとした、がんの性質に特化した薬が多数開発されているのはそのためです。

また、世界的に患者さんの数が多いこと、乳房にできたしこりは取り出して調べやすいことなども、乳がん治療薬の開発が進んだ理由のひとつだと考えられます。

新しい抗がん剤は、既存の薬よりも予後が改善されることを目的につくられます。しかし新しいからといって誰にでも効果的であるとは限りません。むしろ、想定外の副作用が起こる可能性があるなど、新薬だからこそのリスクもあります。

骨転移にともなう骨折や痛みの予防・軽減に用いられるゾレドロン酸（商品名ゾメタ）やデノスマブ（商品名ランマーク）は、市販されて広く使われるようになって、顎骨壊死という副作用の危険があることがわかりました。さらに検討されて、この副作用は、長期服用したうえで抜歯などの歯科処置を行うと、起こるリスクが高いこともわかってきました。ですから現在では、これらを使用する前にはかならず歯科医のチェックを受け、治療中も口腔のケアを継続することがすすめられています。

このように薬の発売・承認前にはしっかりと臨床試験が行われますが、臨床試験でわかることには限りがあります。実際には、多くのさまざまな背景をもった患者さんに広く使われるようになってからわかることも多く、承認後も研究は続いています。

がん遺伝子パネル検査

従来はがんの種類ごとに治療薬を選択してきましたが、異なるがん種でも同じ遺伝子に変異がある場合は、同じ分子標的薬が有効である可能性があります。

近年、複数のがん関連遺伝子の変異を同時に調べることが可能になりました。患者さんのがん組織を用いてがん関連遺伝子を網羅的に解析する遺伝子検査を「がん遺伝子パネル検査」といいます。この検査は、標準治療がない、または標準治療が終了した固形がんの患者さんを対象として、２０１９年から保険診療で行えるようになりました。乳がんでは、再発乳がんにおいて、患者さんと医療者の話し合いのもとで遺伝子パネル検査が実施されています。国立がん研究センターが中心となって開発したＮＣＣオンコパネル検査は１２４個の遺伝子を一度に解析することが可能で、遺伝子変異に合った治療薬の選択に役立てられます。

●がん遺伝子パネル検査の流れ

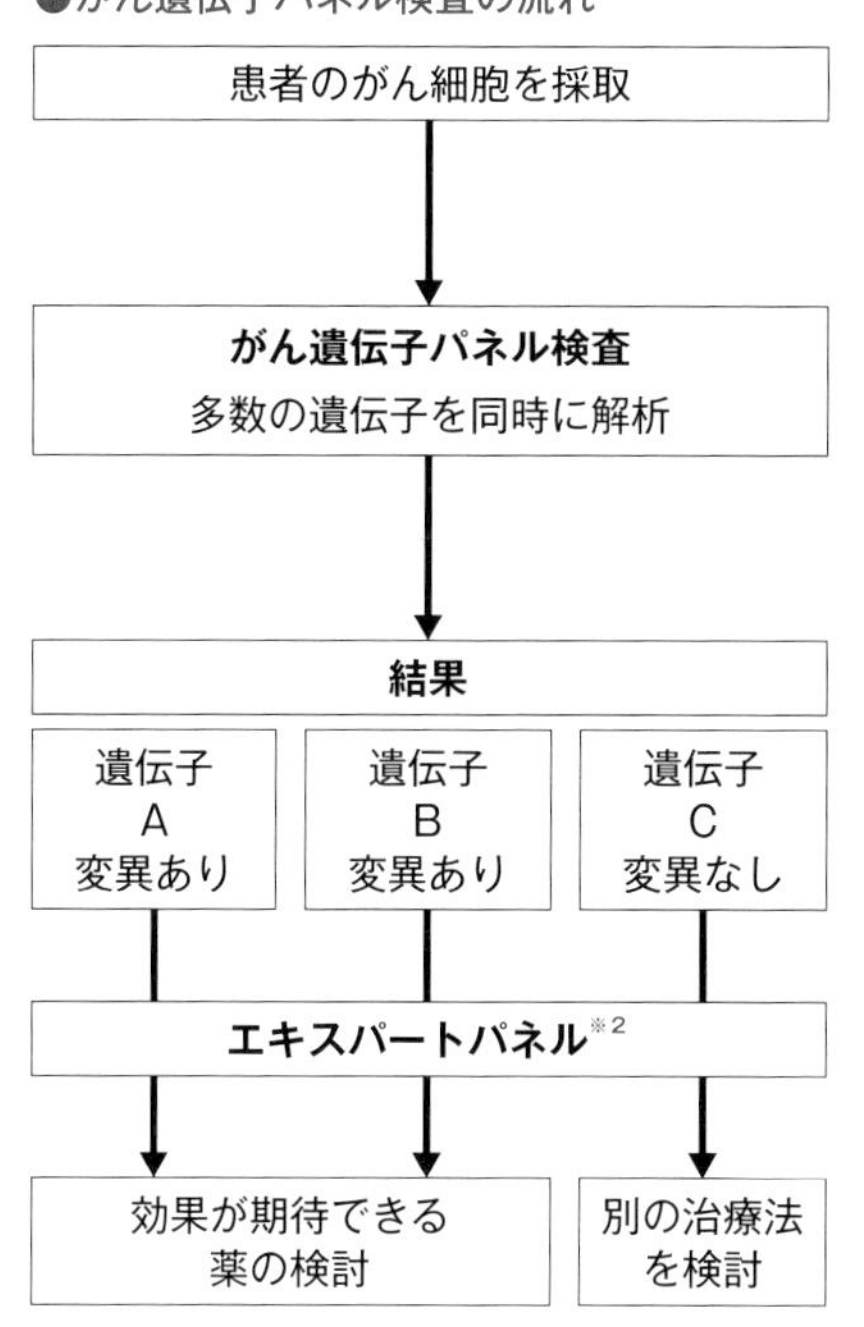

※２〔エキスパートパネル〕
がん遺伝子パネル検査の結果を検討する専門家の集まり。担当医はエキスパートパネルで話し合われた結果を参考にして、治療法を患者さんに提案する。

Q&A

Q 乳がんの治療を受けた後で、妊娠することは可能ですか？

A タモキシフェンは、催奇形性（胎児に形態異常が生じる危険性）や流産のリスクがあるため、内服中は避妊する必要があります。

今のところ、乳がんの手術後に妊娠・授乳をすることで再発のリスクが高くなることは示されていませんが、確定的ではありません。

抗がん剤治療を受けると、卵巣がダメージを受けて多くの場合、月経が止まります。卵巣機能に障害を引き起こす可能性がある抗がん剤としては、シクロホスファミド（エンドキサン）がよく知られています。また年齢が高いほど、卵巣機能が廃絶してしまう確率は高くなります。妊娠・出産を希望している場合、乳がんの予後や治療の効果、治療が将来の妊娠の可能性に及ぼす影響などについて、薬物療法を開始する前に、主治医とよく相談してから方針を決める必要があります。

一方、治療後に月経が止まってしまっても、その後回復する場合もあり、かならずしも妊娠できないわけではありません。

Q 妊娠中に乳がんが見つかりました。治療はどうすればよいですか？

A 妊娠や授乳が乳がんの進行や再発リスクに与える影響はよくわかっていません。また、CTなどのX線を使った検査、薬物療法、放射線療法は胎児に影響を与える可能性があります。とくに、胎児の器官形成が進む妊娠初期は、これらの影響を受けやすく、流産や胎児の異常につながる可能性があります。一方で、妊娠中期以降において安全が確認されている薬剤があります。

がんの治療や出産は、がんの状況や胎児の成長の度合いに応じて、医師と相談しながら慎重に決定する必要があり、がん治療医と産婦人科医の連携が十分取れている施設で治療を受けることをおすすめします。

Q 抗がん剤治療で爪や指先に副作用が出ることはありますか？

A 乳がん治療で用いるフルオロウラシルやカペシタビンなどの抗がん剤では、手のひらや足の裏に赤み、腫れ、チクチクするような痛みが現れる手足症候群という副作用がよくみられます。症状が出てくるのは治療開始から1～2か月経った頃。重症化すると痛みや水疱をともない、足裏の痛みや水疱のため歩けなくなるなど日常生活にも影響が出てしまいます。

　がん治療を開始する前から、手のひらや足裏に保湿剤を念入りに塗り、乾燥や角化をさせないことで、できるだけ手足症候群を予防するようにします。

　パクリタキセルやドセタキセルなどタキサン系の抗がん剤では、爪の変形や剥離、色素沈着が高頻度で起きます。投薬から3週間後に起きることもあれば、半年くらい経ってから起きることもあります。症状の現れ方も多彩で、ズキズキした痛みや血豆をともない、指先に力を入れた作業ができなかったり、ボタンをかけにくくなることがあります。

　痛みが強く日常生活に支障があるときは、症状が落ち着くまで抗がん剤を一時的に休みます。

Q 薬物療法をしている期間中にマニキュアやジェルネイルをしてもいいですか？

A マニキュアは、変形した爪の保護や変色のカモフラージュとして有効です。ただし、有機溶剤（シンナー）を含むマニキュアや除光液を使うと爪が乾燥してもろくなってしまいますから、刺激が少なく、除光液を使わずに落とせるマニキュアを使うことをおすすめします。

　ジェルネイルは爪の表面を削って密着させるうえに、アセトン系薬剤でないと外せないなど、薬の影響で弱っている爪をさらに傷つけてしまうことになります。爪が弱っているときのジェルネイルについては控えたほうがいいでしょう。

Q&A

Q 薬の副作用で皮膚に症状が出たときはどのように対処すればいいですか？

A 分子標的薬のエベロリムス、パルボシクリブ、アベマシクリブでは、にきびのような赤いブツブツがあらわれるざ瘡様皮疹が高頻度で起こります。ざ瘡様皮疹に対しては、ミノマイシン内服とステロイド外用薬による治療が基本です。痛みやかゆみが増すなど症状が進んだら、より強いステロイド外用薬にして、症状に応じてテトラサイクリン系抗菌薬、抗アレルギー薬を併用します。さらに症状がひどくなった場合はすみやかに皮膚科を受診して、症状が落ち着くまでがん治療の薬をお休みします。

ざ瘡様皮疹など皮膚症状があるときは皮膚への刺激を避けるべきですが、よく泡立てた石けんで洗って清潔にして、こまめに清潔にすることを心がけます。症状が出る前の治療開始時から洗浄と保湿をしっかりしておくことで、皮膚トラブルの予防にもなります。

Q 抗がん剤で脱毛しているときのヘアケアはどうすればいいですか？

A 抗がん剤治療から2～3週間経つと脱毛が始まり、ピーク時には大量の髪が抜けるため、髪を洗うことが怖いと感じるかもしれません。しかし、治療中はとくに感染リスクが高いので、頭皮も清潔に保つ必要があります。

脱毛中は洗髪前にブラシをかけて軽く抜け毛を取り除いておき、全体を濡らしてからシャンプーをします。シャンプーはよく泡立て、やさしくマッサージするように洗います。洗い終わったらブラシでときながらすすぐと、抜け毛が絡まらずにすすげます。リンスやトリートメントは頭皮につかないよう、毛先に伸ばす程度に。

洗髪後はタオルでこすったり、ドライヤーの熱で頭皮を傷つけないように意識して乾かし、頭皮を保湿します。

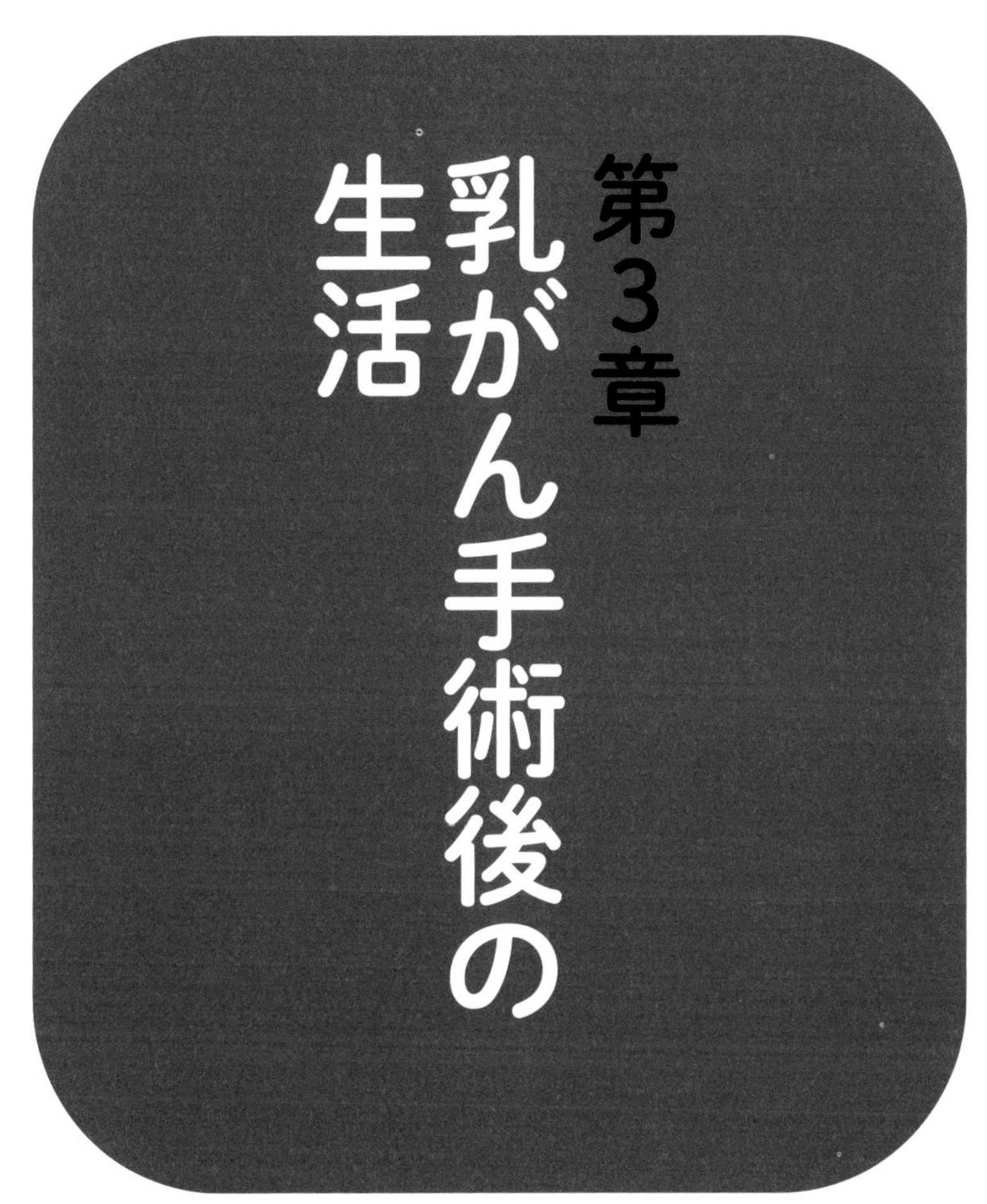

第3章 乳がん手術後の生活

手術後は、手術した胸の痛みや肩や腕の動かしにくさ、リンパ浮腫などの後遺症が見られることがあります。

後遺症の軽減や予防には、手術後間もなくリハビリテーションを行うことが有効です。日常生活のなかでできるトレーニング法などを上手に取り入れながら、今まで通りの生活を送るようにしましょう。

1 手術の後遺症とその治療

乳がんの手術後には、切開した傷口以外の場所がむくんだり痛んだりする後遺症があります。後遺症の多くは数か月でよくなりますが、治療が必要なこともあります。

手術後に起こるむくみや痛み

手術後の後遺症としては、「手術した乳房が痛む」「肩や腕が動かしにくい」「手術した側の腕の感覚が鈍い、感覚がない」などの症状がよくみられます。こうした症状の多くは数か月程度で和らぎます。

リンパ節郭清(かくせい)や放射線療法を行った場合には、リンパの流れが悪くなるために腕のむくみやしびれが起こる「リンパ浮腫(ふしゅ)」という後遺症があります。リンパ浮腫には「手術翌日からリハビリテーションを開始してリンパの流れをよくする」「重いものを長時間持たないようにする」「腕や肩を圧迫するようなきゅうくつな衣服や、アクセサリーを避ける」などの予防法があります。細菌感染により新たな浮腫の発生や悪化、蜂窩織炎(ほうかしきえん)[※1]につながることもあるので、むくみがあるときはとくに皮膚を清潔に保ち、けがや虫刺されに注意する必要があります。腕がむくむからといって、けっして鍼灸(しんきゅう)や強い力でのマッサージは行わないようにしてください。

リンパ浮腫に対するリンパ管吻合(ふんごう)などの外科的治療や、薬物療法の効果は明らかではありません。リンパ浮腫の治療としては、弾性着衣やバンデージによる圧迫療法、圧迫状態での運動療法、リンパドレナージ（リンパマッサージ）、保湿クリーム

※1〔蜂窩織炎〕
リンパ浮腫が起きているところに細菌が侵入すると、一気に増殖し、皮膚のすぐ下から深部まで強い炎症が広がる。この状態が蜂窩織炎。蚊に刺されたような赤い斑点が出ることが多く、腕全体が赤くなり高熱を発する場合もある。

※2〔乳がん看護認定看護師〕
乳がんの患者さんと家族に対して、治療選択のサポート、リンパ浮腫予防のためのアドバイスなど、身体的、心理的サポートを行う専門看護師。日本看護協会による認定制度で、専門の教育・研修が必要。

によるスキンケアなどを組み合わせて行う複合療法が効果的です。２００８年より圧迫療法に用いる弾性着衣は、療養費扱いとして保険適用になりました。これらのうちひとつだけを単独で行う場合は効果が期待できず、複合的に行うことが重要です。詳しくは、主治医や乳がん看護認定看護師[※2]をはじめとした専門看護師などに相談しましょう。

手術後何年経っても痛みが続く「ＰＭＰＳ」

厚生労働省によるアンケートでは、乳がん手術を経験した再発のない患者さんの約21％が「乳がん手術後の慢性的な痛みに悩んでいる」と回答しています。

こうした痛みは「乳房切除後疼痛症候群（ＰＭＰＳ）」と呼ばれており、手術した側の乳房やわきの下、上腕の内側にヒリヒリ、チリチリした痛みを感じるのが特徴。ひどくなると下着や衣服がすれただけで痛みが増すので、ブラジャーをつけられないなど、日常生活に支障をきたす場合もあります。しかも、術後10年でも、程度の差はありますが約20％の人に残るといわれています。原因は明らかではありませんが、手術などにより肋間上腕の神経に傷がついて起こると考えられています。

ＰＭＰＳの痛みについては、一般的な鎮痛薬よりも、抗うつ薬、抗けいれん薬[※3]などが推奨されています（国際疼痛学会による神経障害性疼痛に対する治療指針）。また、リハビリや認知行動療法などの非薬物療法を組み合わせることも有効です。手術後の長引く痛みには、担当医をはじめ、麻酔科医やペインクリニックで相談することをおすすめします。

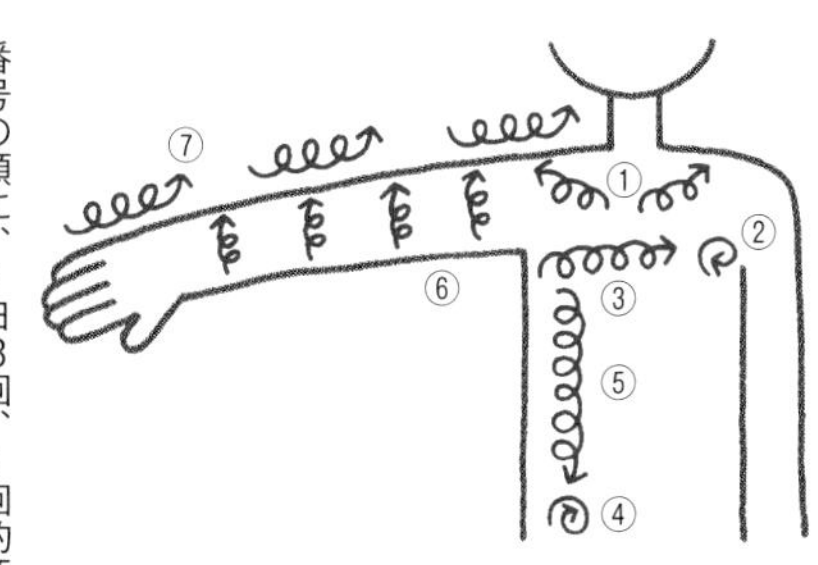

自分でできるリンパマッサージ（右側を手術した場合）

番号の順に、１日３回、１回約15分を目安にマッサージし、腕にたまったリンパ液を全身に循環させる。かならず専門的な知識をもつ医師の指導を受け、正しい方法で行うこと。

※３（抗うつ薬、抗けいれん薬）
ＰＭＰＳに効果的だとされているのは、三環系抗うつ薬、ＳＮＲＩ、ＳＳＲＩ、抗けいれん薬（ガバペンチン、プレガバリン）、局所麻酔薬、オピオイドが第一選択薬とされている。

2 手術後のリハビリテーション

手術後に発症するリンパ浮腫や、腕や肩の動かしにくさを予防するため、リハビリテーションを行います。リハビリは、むりのない範囲で継続的に行うことが大切です。

手術の翌日からリハビリを開始

リンパ浮腫予防のリハビリテーション[※1]は、手術後まもなく始めて、数か月間は継続して行う必要があります。手術後3か月以上継続してリハビリテーションを行った患者さんは、術後6か月くらい経っても肩関節が動かしやすく、リンパ浮腫が増加しないという研究結果があるほどで、継続することが大切です。

手術直後は傷口の痛みなどもありますが、翌日には手を握ったり閉じたり、肘の曲げ伸ばし程度のリハビリからスタートします。ただし、リンパ液を排出するためのドレーン（管）が体内に入っているうちにからだを動かしすぎると、郭清した部分に体液がたまりやすくなってしまうので、本格的なリハビリはドレーンが抜ける術後1週間くらいから始めましょう。

その後は徐々に動かす範囲を広げていきます。おもに腕や肩、肩甲骨周辺をよく動かすようにして、体力の回復に応じて少しずつ運動量を増やし、筋肉トレーニングも取り入れるようにします。

センチネルリンパ節生検、腋窩リンパ節郭清を行わなかった場合は、それほどリンパ浮腫のリスクが高くないので、こういったリハビリをかならずしも行わなくて

※1〔リハビリテーション〕
リハビリテーションは日本語では「機能回復訓練」。医療施設では理学療法士や作業療法士がリハビリメニューを組み立て、負荷の強度を調整するなどしてサポートする。

も構いません。しかし、リンパ節郭清をしていなくてもリンパ浮腫など、手術した側の腕への影響が出ることはあるので、腕や肩甲骨周辺を大きく動かしたり、ストレッチしたりすることをふだんの動作のなかで意識的に行うとよいでしょう。

日常生活を送りながらできるリハビリ

退院後は自宅でできる運動を中心に、リハビリを継続します。腕の上げ下ろし、肩甲骨周りの運動などは自宅でもしっかり続けたいものです。

また、日常生活のなかに上手にリハビリ運動を組み込むことも効果的です。背中のファスナーを上げ下ろししたり、入浴時にタオルを使って背中を洗うといった行動は、十分にリハビリになります。こうした動きを習慣づけてしまえば、術後何年経っても続けられます。

とはいえ、過度の負担はかえってよくありません。急激に腕を振り回したり重い物を持ち上げたりするなど、腕に筋肉痛や痛みが残るようであれば、その運動は負荷が高すぎるといえます。

●術後リハビリテーションの方法の一例

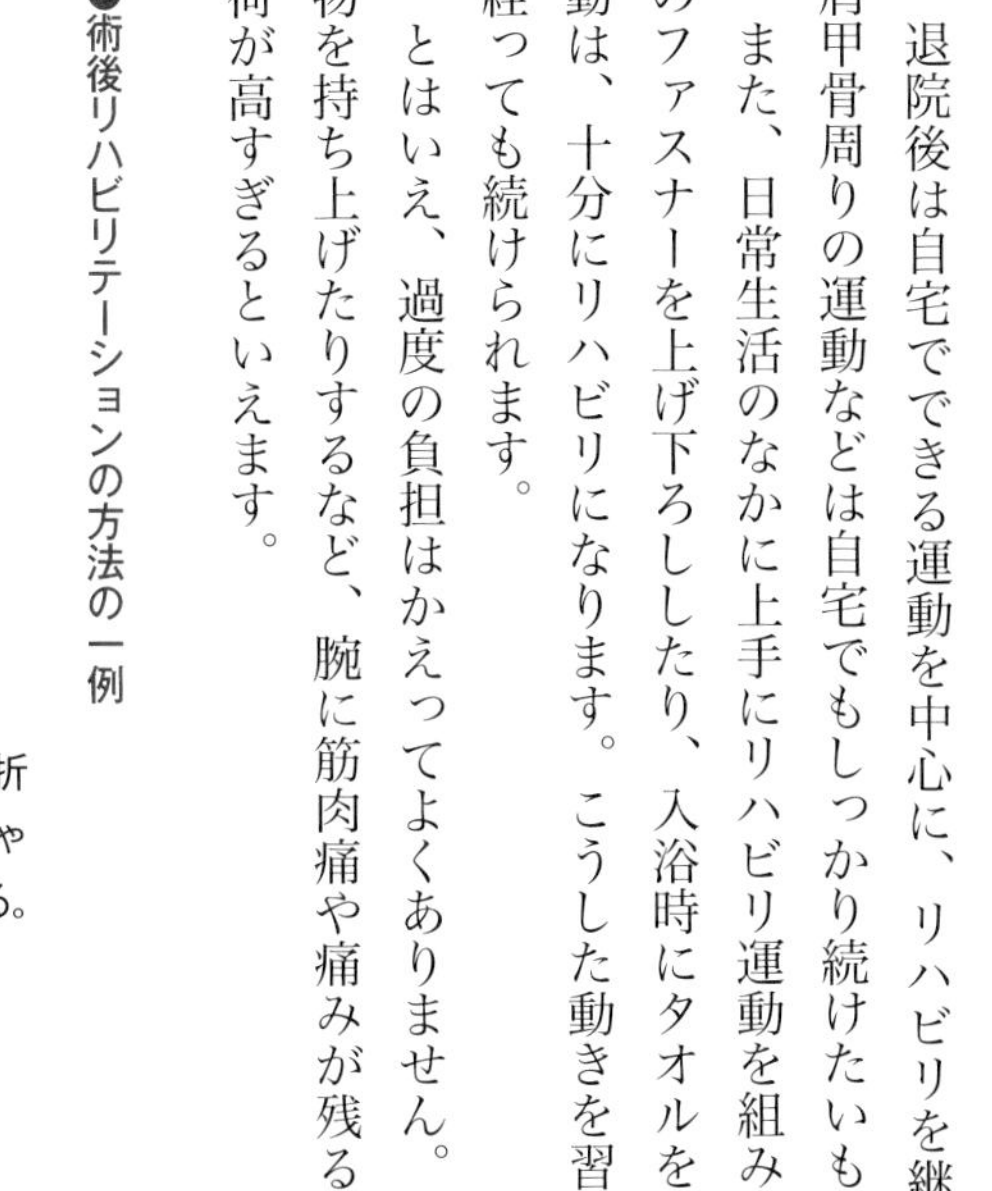

手術翌日から

指を１本ずつ折り曲げたり、じゃんけんしたりする。

ベッドに寝たまま、肘を曲げ伸ばしする。肩関節は動かさない。

手術後1週間〜10日

腕を前方や側方に上げる。最初のうちは健康なほうの手で支えてもよい。

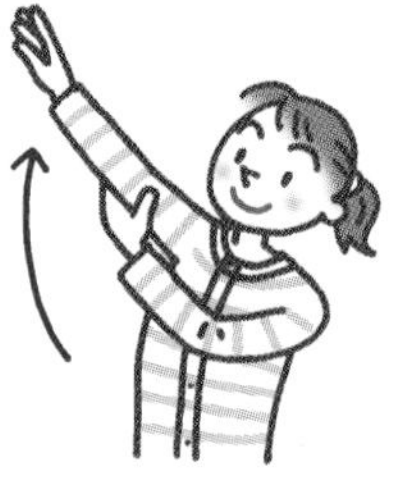

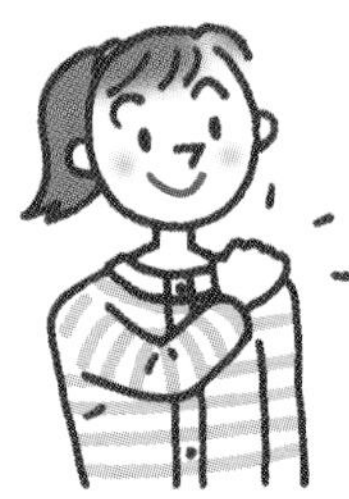

手術したほうの腕を上げて、反対側の肩をつかむ。

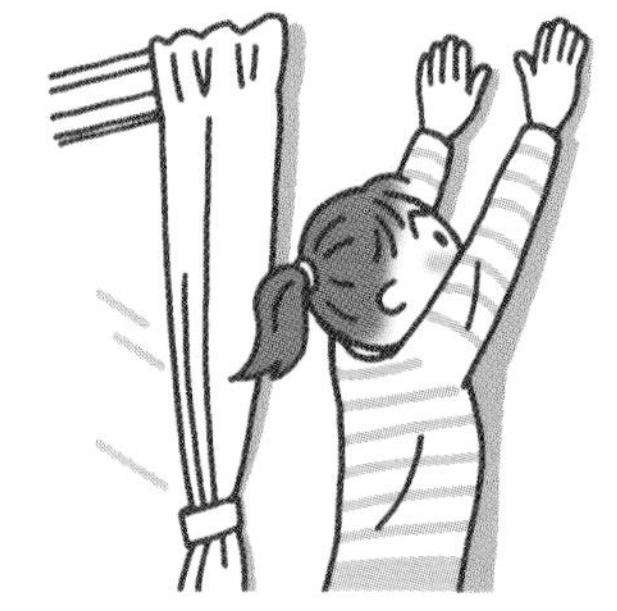

前方の壁に向かい、両腕をできるだけ高く上げる。

手術後1週間まで

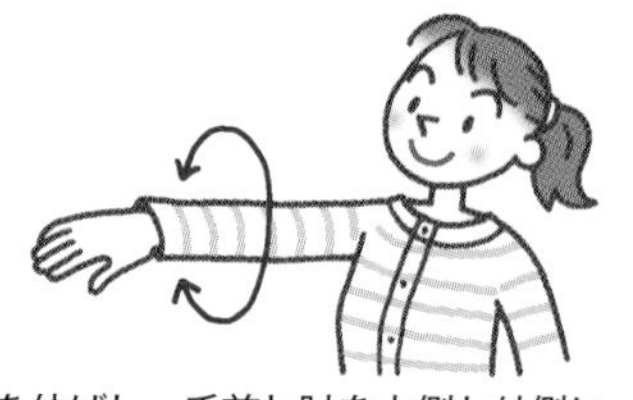

肘を伸ばし、手首と肘を内側と外側に回す。

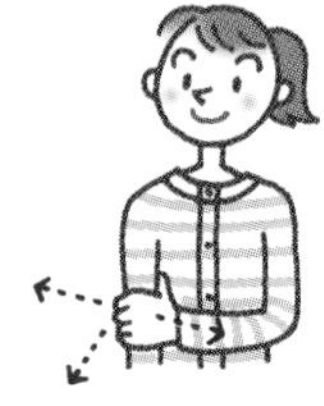

肘を伸ばして腕を下ろし、健康なほうの手で肘を支える。手術したほうの腕で前後左右に力を入れる。

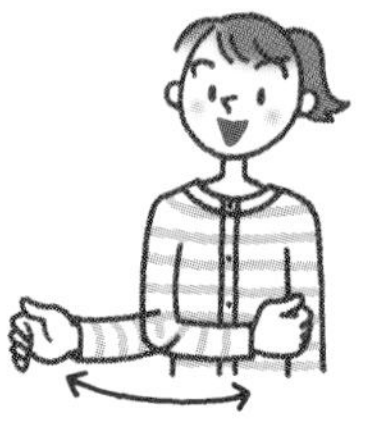

肘を90度に曲げ、肘から先を内側と外側に回す。

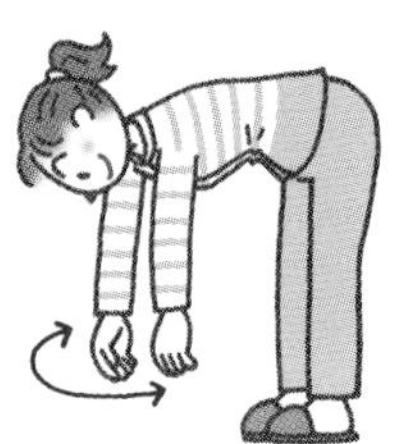

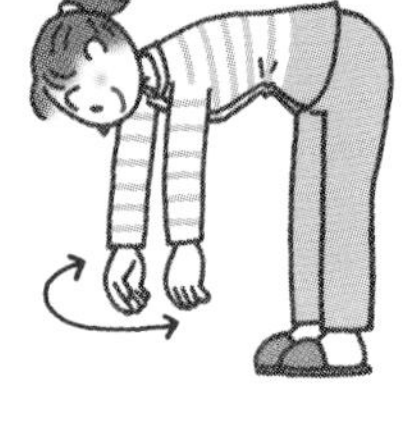

上体をかがめ、腕を自然に下ろし、振り子のように回す。

日常生活のなかでできるリハビリ

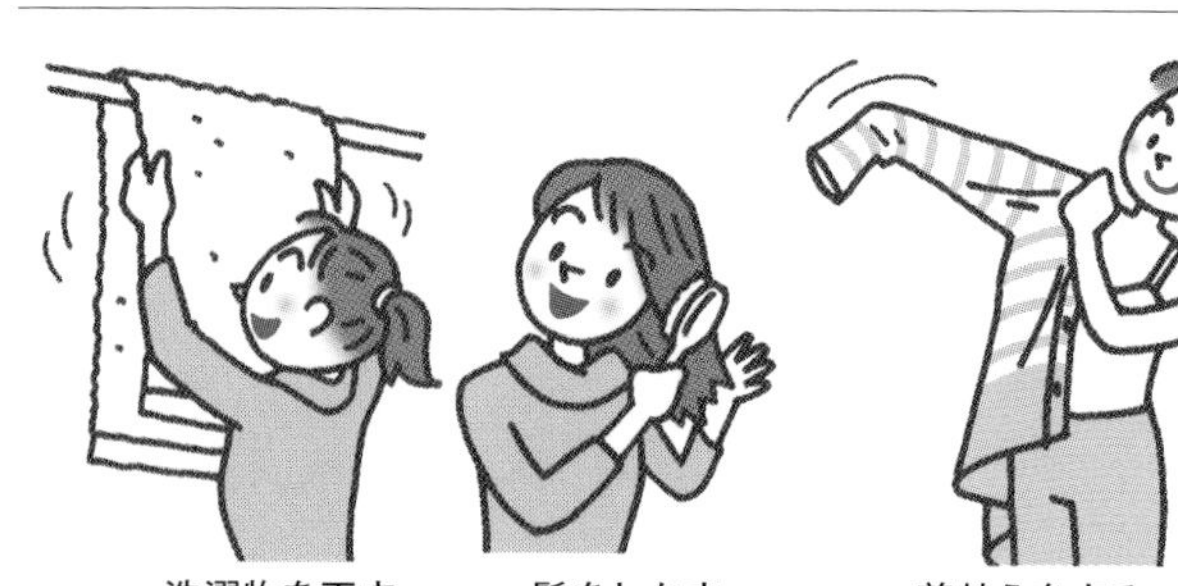

洗濯物を干す　髪をとかす　着替えをする　タオルをしぼる

リハビリに使う弾性着衣やトレーニンググッズ

リンパ浮腫には圧迫療法が効果的です。圧迫療法では弾性着衣※2（弾性スリーブ、弾性グローブ）などを身につけ、圧迫した状態で大きくゆっくりと筋肉を動かすようにするとむくみ改善に効果的です。

自宅でもしっかりリハビリを続けたいという人には、握力強化やストレッチなどに役立つトレーニンググッズが販売されています。回復具合や筋力、体力などを考慮のうえで活用してください。

こうしたグッズは日用品でも代用が可能です。トレーニング用チューブは幅広のゴム、ダンベルは水を入れたペットボトルなどが使えますし、自分が望む負荷に合わせて重さや強度を調節しやすいというメリットもあります。かならずしも型にとらわれず、退院後の日常生活を普通に過ごすことでも、よいリハビリになります。

※2（弾性着衣）　医療施設の売店や介護用品専門店などで購入可能。インターネット上の専門店も充実している。医療保険療養費の支給対象となる。

●リハビリに役立つグッズ

リンパ浮腫治療用の
弾性着衣
（写真提供：ユコー株式会社）

両端をにぎって、引っ張る
動きを行うトレーニング用品
（写真提供：羽立工業株式会社）

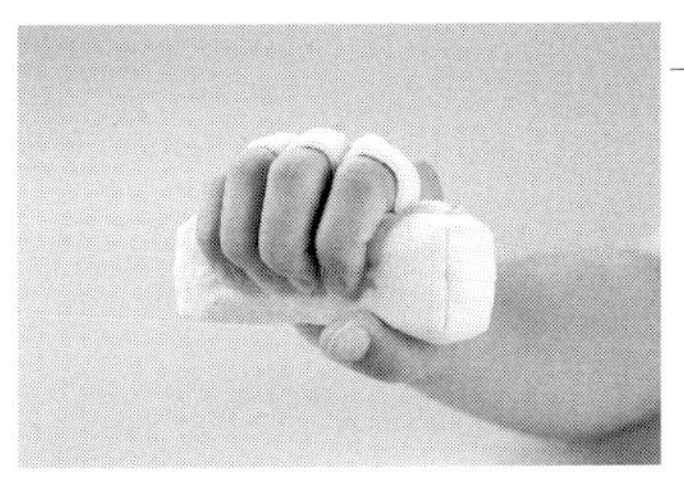

手をにぎる動きを行う
トレーニング用品
（写真提供：日本エンゼル株式会社）

3 日常生活で注意すること

乳がんの治療はホルモン療法や化学療法など数年間続きますが、医師から特別な指示がなければ以前と同じように生活することが可能です。

むりのない範囲で今までどおりの生活を

治療後の療養生活中は、仕事や家庭、妊娠・出産、育児や介護への不安もあるでしょう。しかし、乳がんの治療はがんを取り除いて再発を防ぐことだけが目的ではなく、できる限り発病前と同じような生活を送るためのものでもあります。医師から指示がなければ、それまでどおり、仕事や旅行など日常生活を続けて大丈夫です（リンパ節郭清を受けた場合は、リンパ浮腫を避けるために重い物を長時間持つなどの行為は避けなければいけません）。

食事についても、栄養バランスを考えて、気持ちよく食べられれば問題ありません。ただし、化学療法中で吐き気があるときには、医師から処方された吐き気止めの薬を飲んだり、少量の食事を何回かに分けて食べたりするなどの工夫が必要なこともあります。運動はリハビリになる程度のものから、徐々に運動量を増やしていくことをおすすめします。

もちろん、つらくなってきたときにはむりをしないこと。痛みなどの身体的な苦痛だけでなく、気持ちの落ち込みや不安、経済的な問題など、医療機関には担当医師をはじめ、さまざまな問題解決をサポート（緩和ケア）してくれる看護師、心理士、ソーシャルワーカーなどがいます。病院によっては精神腫瘍科[※1]の医師や乳がん看護認定看護師などの専門スタッフがいる場合があります。つらい状態を記録しておくことで、スムーズに受診して、適切な処置を受けやすくなります。

社会復帰は心とからだの準備が整ってから

乳がん治療後の社会復帰のタイミングについては、治療方針が固まり、手術を含む治療スケジュールがはっきりしてから検討します。たとえば乳房部分切除術で手術をした場合、入院から４日後の退院が一般的ですから、翌週には職場復帰が可能です。乳房全切除やリンパ節郭清を行うと最長で10日間程度入院することになり（一次再建では１～２週間程度）、退院後のリハビリ期間などを含めると、職場復帰は数週間後になります。

手術前後での薬物療法や放射線療法は、入院せずに通院で行う治療ですので、仕事をしながら治療に通うことが可能です。とくに化学療法は数か月、ホルモン療法は数年にもわたりますから、治療を続けながら仕事をする方法については、医師や看護師などと相談のうえ計画を立てましょう。

同時に、上司や同僚など職場の人たちの理解を求めることも必要です。とくに、手術直後や化学療法中には、からだに負担をかけない程度の時短勤務や休み、定期的な通院などが可能か、事前に確認したうえで職場復帰をしてください。治療中、療養中は体調がすぐれないときもありますが、そういうときでもむりせず過ごせるように勤務時間や業務内容を調整しておくことは、職場にとっても大切なことです。

※１〔精神腫瘍科〕
がんにかかったことにともなう心のケアを行う。患者さん本人に加えて、同じようにストレスを抱えている家族に対しても、心の苦痛を和らげるためのカウンセリングや薬物療法を行う。専門の医師によるカウンセリングや治療の費用は保健適用となる。自分が通っている病院に精神腫瘍科がない場合は、最寄りのがん診療連携拠点病院のがん相談支援センターで相談に応じてもらうことができる。

仕事を続けるときに意識したいこと

療養を経て職場復帰すると、「せっかく復職できたのだから休みたくない」「同僚に迷惑をかけたくない」という思いから、つらいときでも頑張りすぎてしまいがちです。しかし、むりをしたために大事な場面で休むことになれば、かえって周りに迷惑をかけることになります。事前にわかっていれば周囲も調整が可能ですから、少しでも体調不良を感じたら早めに職場に伝えて、仕事の負担を軽くしてもらったり、休養をとるなどしてください。

自分からは伝えにくいという人で、職場に産業医[※2]や産業看護師がいる場合は、そのような医療者から職場に伝えてもらうこともできます。産業医や産業看護師は業務上知りえた情報を他者に漏らしてはいけないという守秘義務を負っていますから、病気のことを知られたくない人にまで知られてしまう心配はありません。産業医がいない小規模の会社に勤務している場合は、都道府県の産業保健総合支援センターや地域産業保健センターなどの地域窓口で相談すると、医師や保健師が個別相談に応じてくれます。

仕事を続けていると、毎日の通勤も負担になります。体調に応じてリモートワークやフレックスタイム制度、時差通勤が利用できることが理想ですが、通常どおりに通勤しなければいけない場合は、通勤途中のトイレや休憩できる場所を確認しておき、早めに家を出るようにします。また、外見からはわからない障害がある人への援助や配慮を促す「ヘルプマーク」[※3]をつけておくといいでしょう。

※2〔産業医・産業看護師〕
産業医とは、企業において健康管理を行う医師。健康診断結果に基づく働き方のアドバイスや保健指導、長期休養していた従業員の職場復帰支援などを行う。産業看護師も従業員の健康管理を担う。従業員が常時50人以上勤務する職場では産業医を選任することになっており、従業員1000人以上の大企業では専属産業医が常勤している。

※3〔ヘルプマーク〕
義足、内部障害や難病、妊娠初期、精神疾患など、外見からわからない障害があり、手助けや配慮が必要な人が、周囲に向けて配慮を必要としていることを知らせるためのマーク。東京都内の駅のほか、全国の自治体の福祉課などで無料配布している。診断書などを提示することなく受け取ることができる。

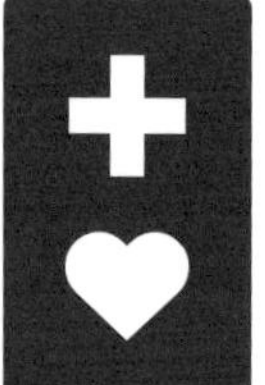

Q&A

Q　夫や子どもなどの家族とはどのように向き合えばよいでしょうか？

A　患者さんのなかには「家族に迷惑をかけたくない」という気持ちから、自分の状況や気持ちを十分に伝えられない人がいます。

しかし、病気の状況を理解できないことはパートナーにとっても不安で、わからないからこそ些細なことが心配になり、過剰に反応してしまいます。そうした反応は患者さんにとって負担になり、家族全員が心身ともに疲弊してしまうケースも少なくありません。

外来に通って治療を行うようになると、患者さんひとりで医師の話を聞くことが多く、ますます家族に状況が伝わりにくくなってしまいます。自分のつらい気持ちを人に伝えるのは難しいかもしれませんが、治療の経過や不安な気持ちなどを正直に話すように心がけることです。そうしたなかでパートナーも自分の気持ちを話すなど、お互いの気持ちを語り合えるようになります。

子どもには、「そばにいても伝染するような病気ではないこと」「がんになったのは、誰のせいでもないこと」など、その子が理解できる言葉で正しい説明をしましょう。親ががんになった子どもをサポートするためのウェブサイトもあります。

Q　治療後であっても、性生活を行うことは可能なのでしょうか？

A　性生活によって女性ホルモンの分泌が増え、再発リスクを高めることはありませんので、治療直後であっても性生活は問題ありません。

ただし、手術後で腕や肩周辺の動きがスムーズでないときはむりに動かさない、手術した乳房を圧迫しないなどの注意点があります。また、手術を受けた部分やリンパ節周辺を触られると不快に感じることがありますので、パートナーには事前に伝えておきましょう。

抗がん剤やホルモン療法で女性ホルモンを抑制しているときは膣の乾燥や粘膜の萎縮があるため、性交痛をともなう場合もあります。このような場合に使用する潤滑ゼリーなどが市販されています。

Q&A

Q 喫煙や飲酒は再発リスクを高めることになりますか？

A 乳がんに限らずあらゆる病気において、喫煙により死亡リスクが高くなることがわかっています。喫煙と乳がん発生リスクについての明らかな研究結果はありませんが、たとえ乳がんそのものを悪化させないとしても、たばこを吸うことで心筋梗塞や脳卒中、糖尿病などの生活習慣病リスクが高くなり、結果として死亡リスクが高くなるのです。健康のためにも、乳がんが発見できたことをきっかけに禁煙してください。

アルコールと乳がん発症のリスクについてはほぼ確実だとされていますが、再発のリスクについては明らかになっていません。しかし、健康のことを考え、ほどよく楽しむ程度にとどめておくことをおすすめします。

Q 脂肪分を避けるなど、再発リスクを下げる食事方法はありますか？

A 脂肪の摂取と再発リスクの関連は明らかではありません。

しかし、とくに閉経後は肥満が乳がんの発症・再発リスクを高めることは明らかですから、カロリーをとりすぎないようにして、肥満を避けることが第一です。

しかも、適度な運動をしている人は、行わない人に比べて再発や死亡のリスクが低くなるという研究もあります。食事の管理とあわせて、継続的に運動をするように心がけましょう。

大豆イソフラボンや乳製品など、乳がんの発症リスクと関係しているといわれている食材もありますが、それらの関係性は明らかではありません。いずれも発症リスクを高めるような成分を含む一方で、リスクを下げる成分も含んでいるからです。

治療後の食生活で大切なのは、肥満にならないように気をつけつつ、栄養バランスのとれた食事を摂ることなのです。

Q 処方された薬を飲み忘れたときは、どうすればよいですか？

A 処方された薬は、できる限り医師の指示どおりに飲まなければなりません。薬の種類が多かったり、薬の服用方法が複雑だったりして飲み忘れが多いという場合には、1週間や1か月単位で飲む分を小分けにできる専用ボックスを利用したり、薬のシートに日付を入れるなどして飲み忘れを防ぎます。

それでも飲み忘れてしまうことはあります。飲み忘れたときの対応については、事前に医師や薬剤師と確認しておきましょう。また、副作用などどうしても飲みにくい理由がある場合も、隠さずに医師や薬剤師に相談してみることが大事です。

飲み忘れたと気づいたのが、飲むべき時間からそれほど経っていなければ、そのときに飲むよう指示されることがほとんどです。飲むべき時間からかなり経っている場合は、そのまま飲まず、次の分から飲みます。その際、飲み忘れたからといって2回分飲むことは厳禁。かならず1回分の量を飲んでください。

Q 抗がん剤やホルモン薬を服用中に市販薬を使えますか？

A 薬には飲み合わせがあり、本来の薬の効果が強くなりすぎたり、弱くなってしまったりするほか、思いもよらない副作用となって出る場合があります。他の科を受診して医師から薬を処方されるときや市販薬を購入するときには、現在飲んでいる薬について医師や薬剤師に伝えて、一緒に飲んでも大丈夫であることを確認してから飲んでください。

自分が飲んでいる薬については、「おくすり手帳」にまとめて記録しておけば、説明するときにスムーズに進められます。

Q&A

Q 副作用で眉毛やまつ毛も抜けてしまったのですが、目立たないようにするにはどうすればいいですか？

A 眉毛がないと顔の印象が大きく変わってしまうので、外出するときには眉ずみ（アイブロウ）で眉毛を描いて自然に見せます。眉毛は髪の毛より後に脱毛し始めるので、眉毛が抜ける前に眉毛を描く練習をしておくといいでしょう。

汗や水で消えないアートメイクという方法がありますが、アレルギー性皮膚炎や感染症のリスクがあります。また、金属を含む染料を使っている場合はMRI検査を受けられなくなることがあります。

抜けてしまったまつ毛については、つけまつ毛でカモフラージュすることができます。つけまつ毛に抵抗がある場合は、まぶたの縁に沿って暗めの色のアイラインやアイシャドウでラインを引くだけでも目元の印象が変わります。

メイクの経験が少ない人は、フレームが太めの眼鏡やサングラスをかけることで、眉毛やまつ毛の脱毛を目立たなくできます。眼鏡は眼の保護にもなるのでおすすめです。

Q 職場などで長時間ウィッグをつけていると蒸れてしまいます。よい対処法はありますか？

A 最近のウィッグは通気性がよくなっていて、蒸れにくいものも発売されています。ウィッグの販売店、メーカーなどに相談してみるといいでしょう。

ウィッグといっても頭全体にかぶるタイプばかりではなく、前髪や後ろ髪だけの部分ウィッグ、帽子やカチューシャと一体になったものもあります。頭にかぶることに抵抗があったり、全部が脱毛していない薄毛の人などにおすすめです。

職場の理解が得られるのでしたら、ウィッグではなく帽子やスカーフなどで頭を覆うという方法があります。もともと短髪の人は、帽子のほうが違和感がないかもしれません。

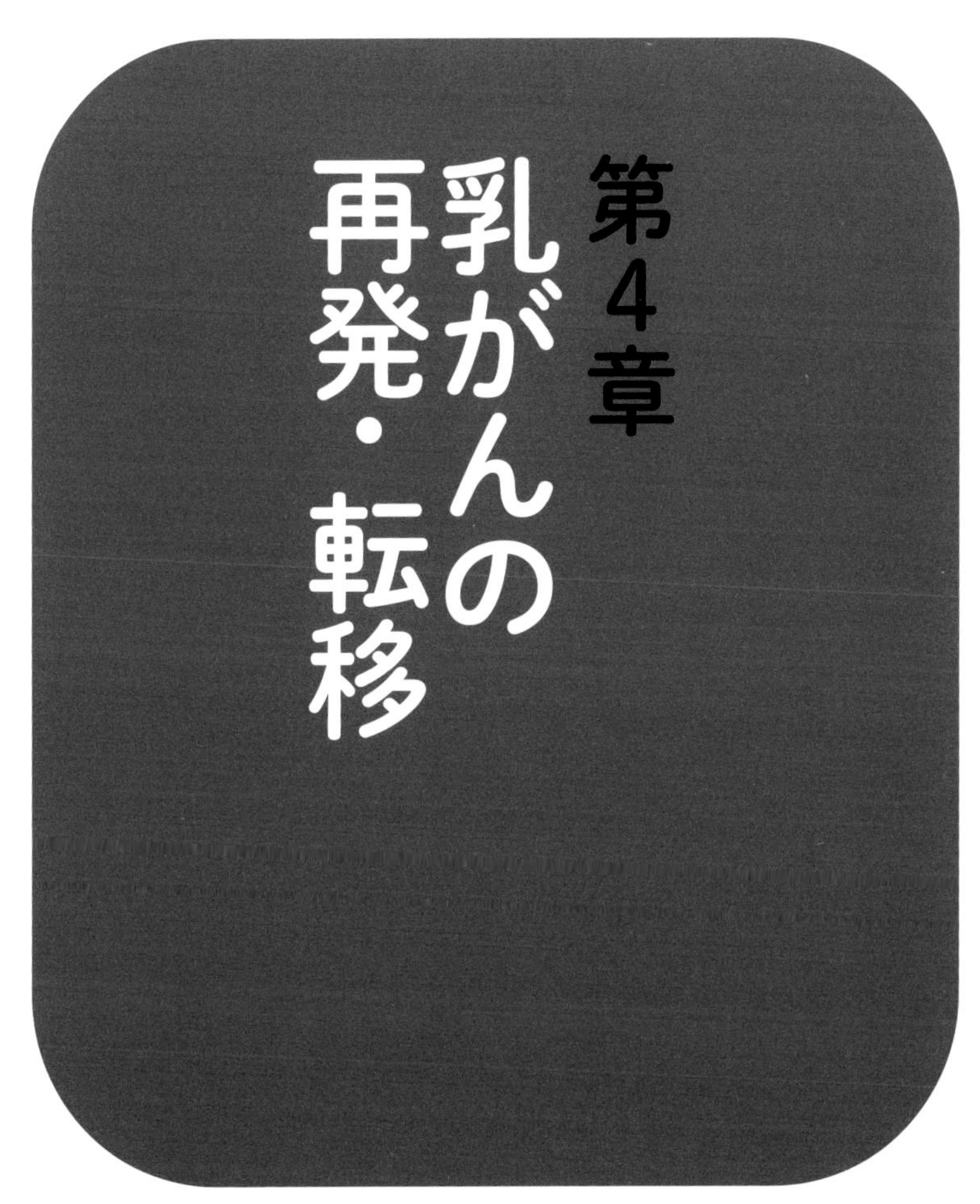

乳がんは術後10年以上経って再発することもあり、治療後も定期チェックを行う必要があります。
局所再発が見つかった場合は手術療法、遠隔転移の場合は薬物療法を中心に治療が進められます。再発・転移がんでは、痛みやつらい症状を緩和する治療も積極的に取り入れます。

1 治療後も定期チェックが必要

治療後は、治療効果の確認と再発などのチェックのために定期的に検診を受けます。年1回のマンモグラフィなどの乳房検診は、新たな乳がんの早期発見に役立ちます。

治療後の検査と頻度

ひととおりの治療が終わった後は、経過観察[※1]のため定期的に通院して受診します。手術後の状態や病理診断の結果、薬物療法の効果、体調の回復具合などによって頻度や期間は変わりますので、担当医に確認しておいてください。体調に変化があった場合は、受診タイミングにかかわらず受診しましょう。

一般的には、最初は1～2週間ごとに通院し、その後は1か月ごと、2か月ごとと徐々に間隔が長くなっていきます。継続した薬物療法や放射線療法を行う場合は治療スケジュールに沿って通院しますが、継続した治療を行わない場合でも、3か月～1年ごとの定期検査は必要です。

定期検診では、問診、視触診を中心に、1年に1回のマンモグラフィなどの乳房検診を行います。さらに必要に応じて、血液検査や画像診断などを行うことがあります。これらの検査は、再発や健側（けんそく）乳房への新たながん発生を早期に見つけることを目的としています。

ただし乳がんは、ほかのがんに比べて進行が遅く、手術後5年、10年経ってから再発することもあります。再発に関しては症状が出てから治療を開始しても、早期

推奨される手術後の検査とその頻度
がんのタイプや再発のリスクによって、術後定期検査の頻度や内容は異なる。

検査項目	推奨頻度
問診、視触診	初期治療後３年間…３～６か月ごと
	初期治療後４～５年目…６～12か月ごと
	初期治療後５年以降…年１回
マンモグラフィ	年１回

発見した場合と比較して、その後の生存期間に変わりがないことがわかっています。

いちど乳がんにかかると、反対側も乳がんにかかるリスクは2～6倍に増加し、一生の間に、2～11％の女性に反対側の乳がんが発生するといわれています。そのため、新たながんの早期発見を目的に毎年乳房検診を行うことは有効ですが、再発の早期発見による生存期間の延長は示されておらず、頻繁に画像診断などを行うことは推奨されていません。

担当医とのコミュニケーションを大切に

担当医とは些細なことでも相談できるような信頼関係を築けているでしょうか？限られた時間しか診察を受けられないため、医師から聞かれたことに答えるだけで、自分からは質問しにくいと感じている患者さんが多いですが、体調の変化は自分から話さなければ伝わりません。診察を受けるときに、担当医と十分にコミュニケーションをとるためのポイントは次のとおりです。

◎聞きたいことや困っていることは箇条書きにしておく。
◎データやメモは、ファイルやノートにまとめておく。
◎医師の前で緊張してしまう人は、家族や友人に同席してもらう。
◎わからなかったことをそのままにしない。看護師に質問の整理を手伝ってもらうことも可能。
◎乳がん看護認定看護師をはじめとした看護師や、患者相談窓口を利用する。

※１〈経過観察（フォローアップ）〉
定期的に検査を行い、症状が安定しているか、悪化していないかをチェックすること。担当医に、客観的に病状が悪化していないかどうかを判断してもらうことが大切なので、悪化していないからといって、自分の判断だけで通院をやめてしまわないこと。

〈病診連携〉
病院と診療所の連携体制のこと。治療を受けた大病院の担当医とは別に、自宅の近くにホームドクターとしての主治医がいるとすぐに相談できて安心。その際には自分の病状や治療内容を書いた診療情報提供書が必要なので、担当医に依頼する。まずは自宅近くに連携しているホームドクターがいるかどうかを現在の担当医に聞いてみる。

2 タイプ別の再発リスク

乳がんの再発リスクは、がんのタイプ（サブタイプ）によって異なります。また、がんが見つかったときの病期（ステージ）によっても再発率は違います。

乳がんの再発は術後10年以上経って起こることもある

初期治療で目に見えるがんを切除しても、目に見えないほど小さながんがリンパや血液の流れに乗って全身に飛び散り、それがからだのどこかに潜んでいて、数年経ってから発症することがあります。このとき、手術をした乳房や周辺のリンパ節で発症したものを「局所再発」、骨や肺など乳房から離れたところで発症したものを「遠隔転移」と呼びます。

すべての病期をまとめた乳がんの再発率は約3割で、多くは手術後2〜3年以内に起こります。しかし、あるタイプの乳がんは進行が遅く、10年後、20年後に再発することもあります。そのため、ほかのがんであれば5年経って再発がみられなければ完治したとみなされるのに対して、乳がんでは5年以上経っても経過を観察することが大切です。

再発しやすい時期は乳がんのタイプ（サブタイプ：66ページ）によっても違うことがわかっています。サブタイプのなかでも「HER2（ハーツー）陽性型」や「トリプルネガティブ型」は最初の2年間の再発が多く、ホルモン受容体が陽性の「ルミナルA型」「ルミナルB型」は増殖のスピードが遅いため、5年以降でも再発が起こります。

病期ごとでみた場合は初期であるほど再発率は低く、Ⅰ期では約10％、Ⅱ期では15％、Ⅲ期では30～50％となっています。

再発発見のための検査

問診・視触診を中心に行う定期検査に加えて、再発や転移を見つけるために超音波検査、CT、MRI、骨シンチグラフィ、PET、血液検査（腫瘍マーカー）などの検査を行うこともあります。[※1]

しかし、前述したとおり（114ページ）、再発の場合は早期発見・早期治療をしたとしても、症状が出てから治療を始めた場合と比べて生存率には違いがありません。患者さんにとっては「再発を早めに見つけて治療をすれば治せる」との思いがあり、不安を払しょくするためにも頻繁に検査をしておきたいでしょうが、再発・転移に関しては、何らかの症状がみられてからの精密検査でも遅くはないことが多いのです。

ただし、健側にできた新しいがんや、手術した部分の近くに再発した場合は、早期に手術などで取り除いて治せるものなので、日々のセルフチェックと年1回のマンモグラフィなどの乳房検診で、早期発見することが大変重要です。

※1〈再発や転移の症状〉
骨転移ではその部分が痛むことがあったり、肺転移では息苦しさや咳などで気づくことがあるが、遠隔転移の場合、まったく自覚症状のない人もいれば、転移した部分に何らかの痛みがある人などさまざま。局所再発の場合は、しこりや皮膚の赤みなどで気づくことがあるが、症状がでる前に検査で見つかることもある。

〈初期治療の段階で再発予防〉
乳がんでは、がんの芽のようなものがごく初期の段階で全身に飛び散っている可能性がある。だからこそ、しこりの小さな初期の段階から薬物療法や放射線療法を取り入れて再発予防を行っている。
少しでも体調に変化があると「再発・転移かもしれない」と不安に感じてしまうが、治療をきちんと受けたのだという自信をもって、神経質になりすぎないことが大切。

3 局所再発の症状と治療

手術をした乳房やその周辺の皮膚・リンパ節に発生する「局所再発」では、手術での根治を基本として、状況に応じて放射線療法、薬物療法などが検討されます。

乳房部分切除術後の局所再発

乳房部分切除術では、再発リスクを下げるために、温存した乳房に放射線療法を行います。それでも残っている乳房にがんが発生すること(乳房内再発)[※1]が5～10%程度あります。

乳房内再発はセルフチェックや定期検査で見つかることが多く、マンモグラフィ、超音波などでがんの広がり具合を判断したうえで、乳房全体を摘出する乳房切除術を行うのが標準治療です。

患者さんが乳房部分切除術を強く望んでいて、初回に放射線療法をしていない場合には、再度乳房部分切除術を行うことも可能です。

再発までの期間が短く(数年以内)、進行が早そうな場合には、全身転移をともなっていることがありますので、よく調べてから治療方針を立てます。

乳房全切除術後の局所再発

乳房全切除術で乳房を全摘出しても、乳房周辺に残っている皮膚や胸壁、リンパ節に再発すること(局所・領域再発)[※2]があります。乳房はありませんが、しこりや

※1〔乳房内再発〕
乳房部分切除術を行った後、残った乳房に起こる再発。初期治療で取りきれなかったがんが再発したもの、新しく別のがんが発生したものの2種類があり、前者は傷の近くや比較的早期に現れることが多い。

※2〔局所・領域再発〕
乳房全切除術後の局所・領域再発は、遠隔転移の有無やがんの広がり具合などの病態が多様であることが特徴。それだけに薬物療法による全身療法から手術、放射線など、治療法も多岐にわたる。

湿疹（しっしん）などの症状が現れるため、セルフチェックや定期検診で見つけられます。

局所・領域再発の場合は、局所的な再発か、遠隔転移をともなう全身的な再発の一部分かによって治療法は異なります。

胸壁周辺だけに再発がみられる場合で、しかも再発までの期間が長いときは、それほど悪性度は高くありません。再発部分を手術で切除し、術後放射線療法で、隠れている可能性のあるがんをたたきます。ただし、以前放射線療法を受けている場合は、放射線療法はできません。

また、同じく局所再発で再発までの期間が2年以内と短い場合は、がんの悪性度が高いとみなされます。そのため、薬物療法による全身療法が中心となり、切除できる場合には手術や放射線を組み合わせる治療が検討されます。

一方、胸壁への局所再発に加えて、肺や肝臓などへの遠隔転移がある場合には、局所の治療よりも全身療法を優先して薬物療法を行います。薬物療法によって全身のがんは縮小したものの胸壁だけは効果がみられないという場合には、出血や感染を予防するために手術で切除することもあります。しかし、たとえ切除を行ったとしてもそれは局所再発の治療を目的としたものではないため、がんの治療としてはあくまでも全身療法を行います。

また、全身療法を目的とした薬物療法の治療方針を決める際、可能であれば局所再発巣の生検を行います。

4

遠隔転移の検査と治療

乳がんでは肺、骨、肝臓、脳などへの遠隔転移が多く、画像検査で発見することができます。遠隔転移がわかったら、薬による全身療法を中心に治療が進められます。

遠隔転移の起きやすい部位と症状

乳がんを発症したばかりのころに、がん細胞の種（たね）のようなものがリンパや血液の流れに乗って全身に飛び散っている可能性があります。このようながん細胞が体内にしばらく潜んでいた後に、乳房から離れた臓器で発症するのが遠隔転移です。乳がんでもっとも転移が多い部位は骨や皮膚、リンパ節などの軟部組織で、肺、肝臓、脳などの転移も多くみられます。

骨のなかでもとくに、脊椎（せきつい）、骨盤、大腿骨（だいたいこつ）など、からだを支える骨への転移では症状がでやすくなります。腰椎（ようつい）ならば腰痛、胸骨なら背中の痛みというように、転移している部分に痛みがでて、その痛みが長期にわたって消えない、もしくはだんだん強くなってくるようであれば骨転移を疑（うたが）います。痛み、骨折、脊髄（せきずい）圧迫による手足のしびれといった症状のほか、骨からカルシウムが溶け出したために高カルシウム血症[※1]になり、のどの渇きや便秘などの症状として現れることもあります。

肺転移では長引く咳（せき）や息苦しさ、脳転移では頭痛や麻痺（まひ）、吐き気などの症状がありますが、転移した場合の症状は個人差が大きく、腫瘍の量が少なければまったく症状がないことも少なくありません。

〈偽陽性／偽陰性〉
再発していないのに検査で異常が見つかってしまう「偽陽性」、再発しているのに検査で異常なしとなる「偽陰性」。どんなに精度の高い検査でも、ある一定の割合で「偽陽性／偽陰性」が生じることがある。診断の際にはそのようなリスクを考慮に入れて、複数の検査法を実施して確定診断を行う。

※1〈高カルシウム血症〉
がん細胞により骨が破壊されてカルシウムが放出され、血中のカルシウム濃度が非常に高くなった状態。吐き気や多量の尿、便秘などが症状として現れる。がん患者に多くみられる症状で、進行がんの10%、末期がんの30%程度で発生するといわれている。

遠隔転移のための検査

部位や臓器によって、検査する内容は異なります。検査は、医師が病状によって選択します。

◎骨転移の検査

・骨シンチグラフィ　ラジオアイソトープ（放射性同位元素）を注射したうえで全身の骨の状態を撮影。転移している部分は黒く見える。

・骨Ｘ線　骨の異常を撮影できるＸ線で、骨折の危険性の診断に役立つ。

・ＭＲＩ　全身をいちどに調べることはできないが、がんの転移かそれ以外の病態かの鑑別に役立つ。

・血液検査　血清中のカルシウ

●骨シンチグラフィ画像

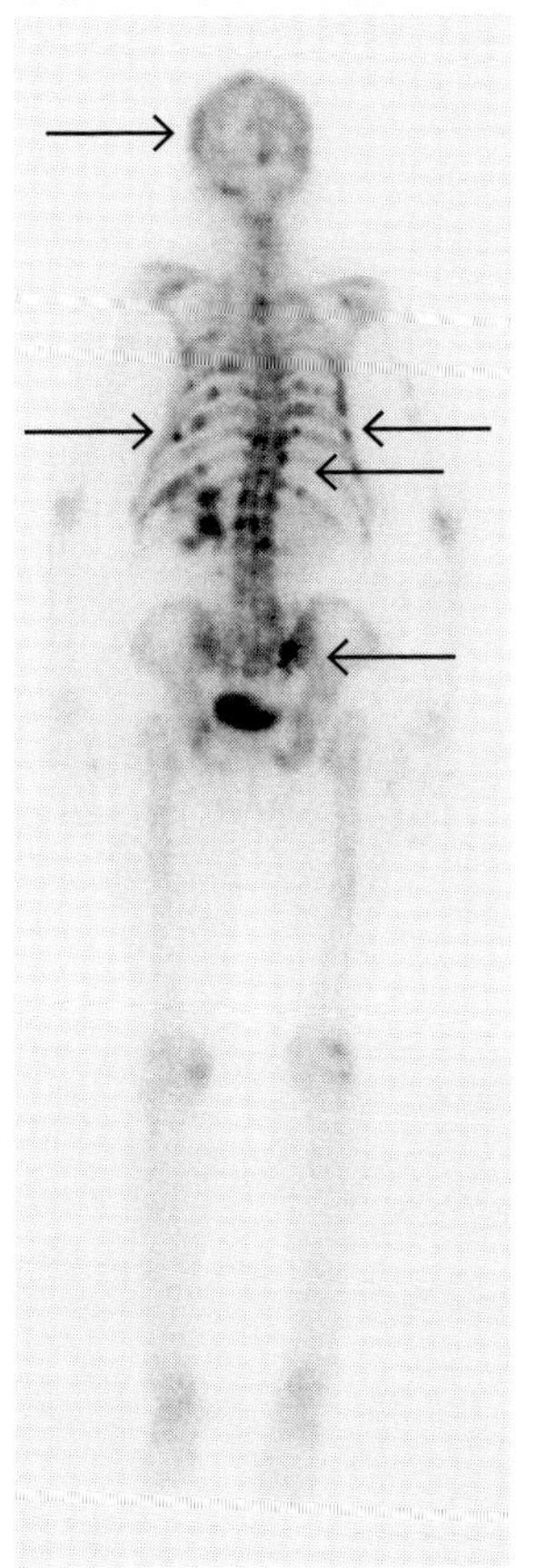

脊椎や両側の肋骨、骨盤、頭蓋骨などにラジオアイソトープの集積があり（矢印）、骨転移が多発している状態が疑われる。

●遠隔転移しやすい部位

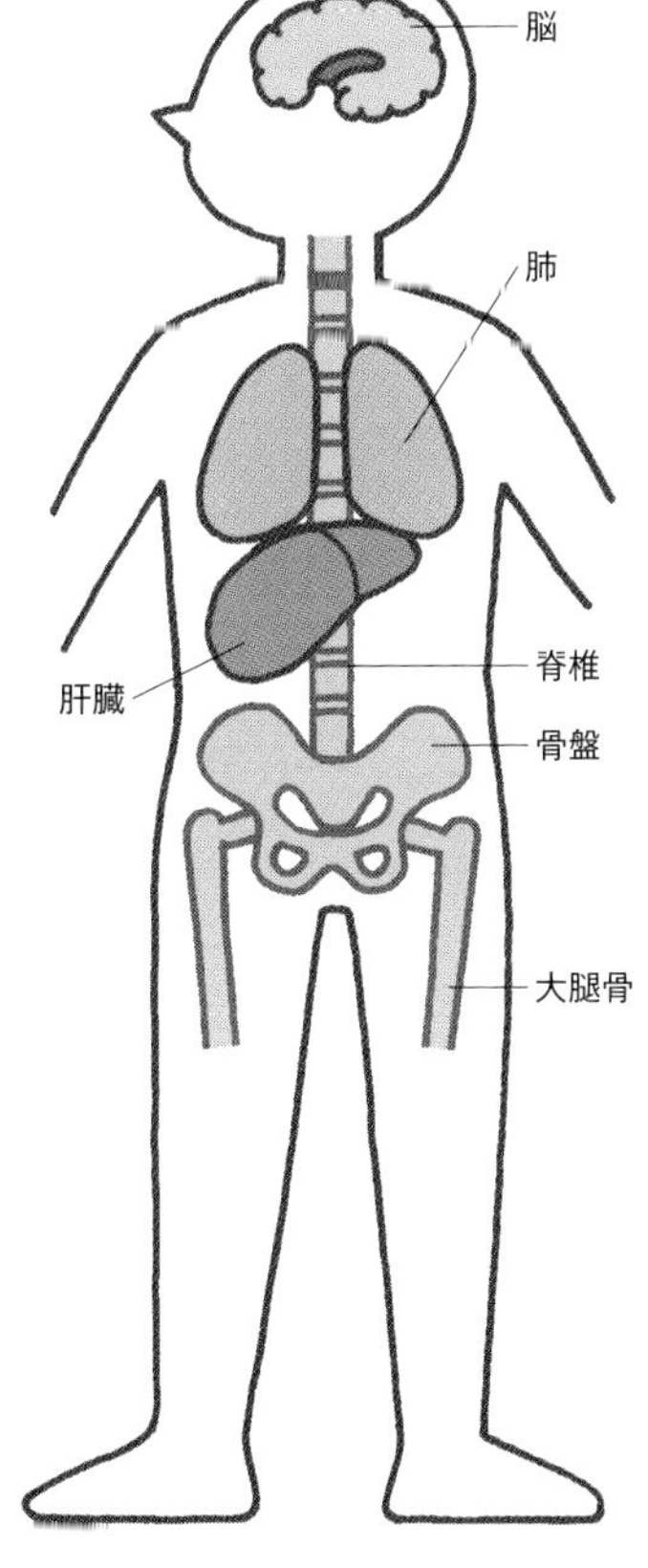

ム値から高カルシウム血症かどうかを調べる。

◎**肝転移の検査**

・**触診**　肝臓の大きさやかたさを、おなかを触って調べる。

・**血液検査**　AST（GOT）、ALT（GPT）、ビリルビン、アルブミンなど肝機能に関連する数値をチェック。

・**超音波（エコー）**　超音波の反射を利用して肝臓の腫瘍の良性／悪性の鑑別に用いる。

・**CT**　良性／悪性の鑑別、広がり具合を調べる。

◎**肺転移の検査**

・**X線**　胸部をX線で撮影すると、異常がある部分が白く写る。

・**CT**　からだの断層撮影で、X線よりも細かく病変を調べられる。

◎**脳転移の検査**

・**MRI、CT**　脳を輪切り状にした画像診断で脳にできた腫瘍などを調べる。

◎**その他の検査**

・**PET**（ペット）**-CT**　放射性物質を含む薬を体内に入れてCT撮影することで、全身の状態を調べることができるが、

PET画像

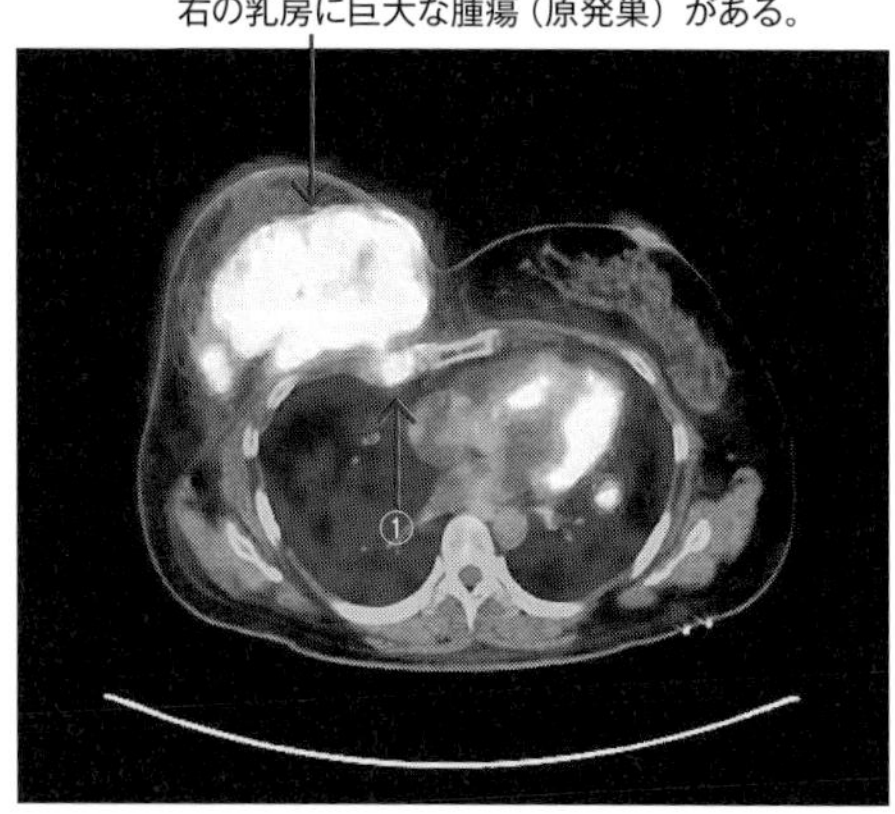

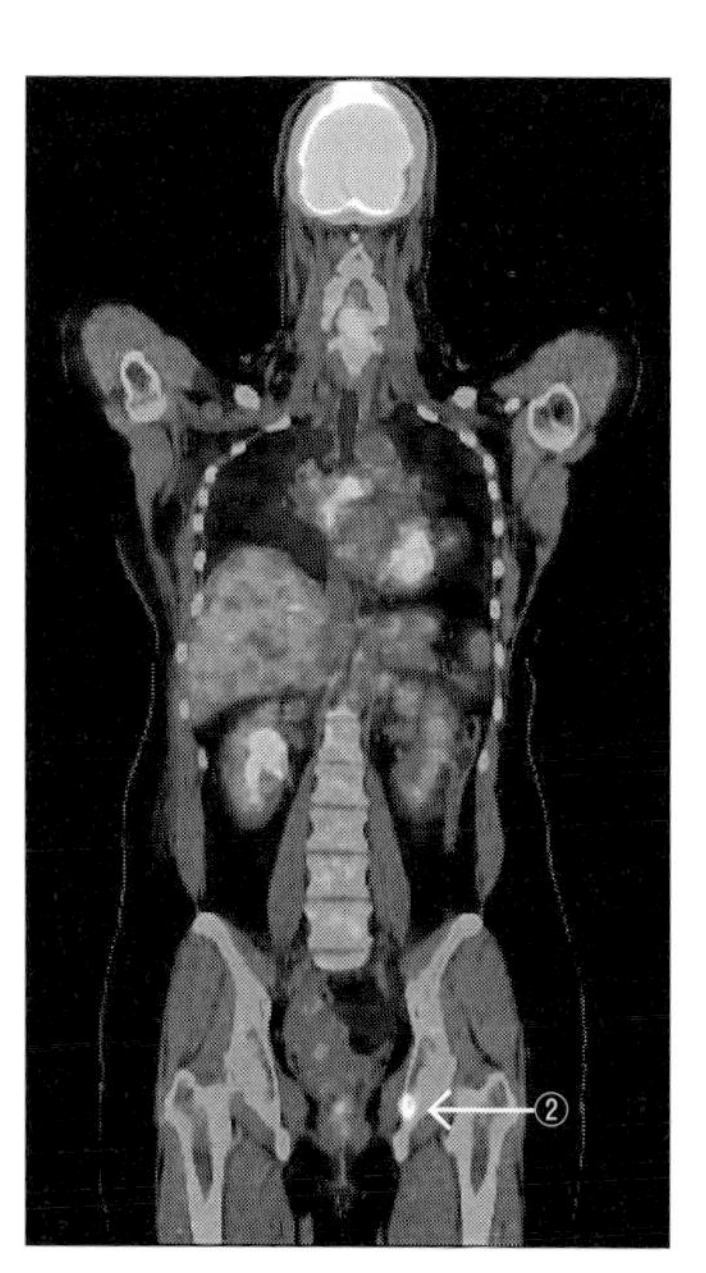

胸骨の右側にあるリンパ節（矢印①）や、左股関節（矢印②）への転移が疑われる。

かならずしも感度は高くない。

遠隔転移の治療

遠隔転移をしている時点で、小さながん細胞がその臓器以外の全身にあると考えます。そのため、遠隔転移では薬物療法による全身療法を中心に治療が行われます。

治療に使う薬は初期治療の抗がん剤治療と同じく、ホルモン受容体陽性のタイプならホルモン療法、ＨＥＲ２（ハーツー）陽性なら分子標的薬（トラスツズマブなど）を併用した薬物療法、トリプルネガティブなら化学療法というように、がんのタイプ（サブタイプ）によって使い分けられています。

転移したがんを治すことにはならないものの、転移した部位のつらい症状を緩和するために手術や放射線療法を行うことはあります。骨転移の場合は、乳がんのための抗がん剤治療に加えて、骨折や疼痛（とうつう）を予防する薬（ゾレドロン酸、デノスマブ）を使います。また、痛みが強い部分に対し、それ以上症状が進まないように放射線治療を行うこともあります。脳転移でも症状緩和を目的に、ステロイドによる薬物療法、手術療法、放射線療法（全脳照射※2、定位手術的照射※3）などを行う場合があります。そのように、遠隔転移でもさまざまな診療科の連携により治療が進められます。

※2〔全脳照射〕
脳全体に放射線を照射する方法で、脳転移が多発している場合に行う。全脳照射を行った約７割の人の症状が改善している。

※3〔定位手術的照射〕
病巣のみに放射線を照射する方法。ガンマナイフ、リニアックナイフなどと呼ばれる頭部専用の機器を用いて、脳のほかの部分を温存しつつ、病巣だけを切り取るように治療することができる。

●ガンマナイフによる照射のしくみ

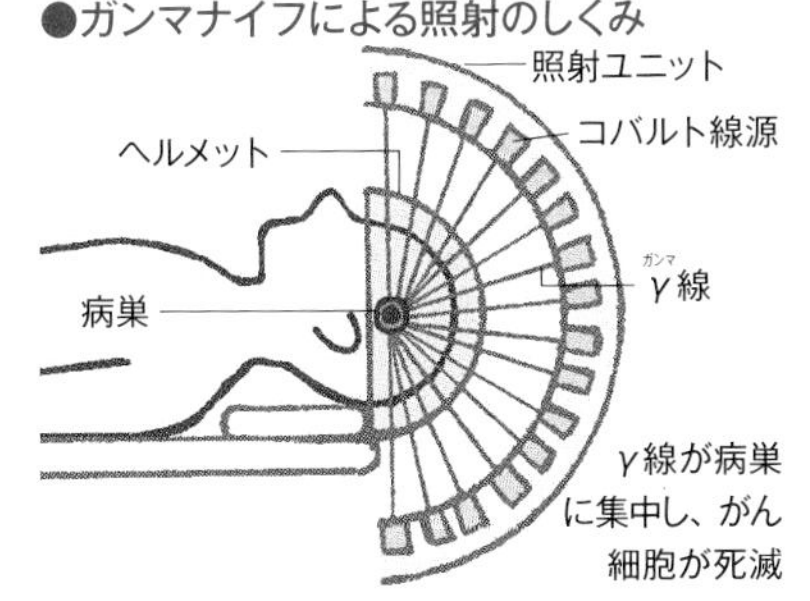

5 再発・転移がんの治療

原発乳がんと再発・転移乳がんとでは治療への考え方、進め方が異なります。再発後の治療は長期間に及ぶことも多いので、十分に理解したうえで進めてください。

原発乳がんと再発乳がんの治療の違い

がんのタイプに応じた抗がん剤治療を行うという意味では、原発乳がんの治療（術前・術後薬物療法）も再発・転移乳がんの治療も同じです。しかし、原発と再発・転移では治療に対する考え方が違います。

原発がんの場合は、できる限りがんを取り除いて治すことが治療の目標です。一方、切除可能な乳房内の局所再発を除いて、再発・転移ではがんを完全に治すことは難しく、がんの進行やつらい症状を抑え、生活の質（ＱＯＬ）を保ちながら、できる限り長くがんと共存していくことが治療の目的となります。

また、原発と再発・転移とでは薬の使い方や期間も違います。原発がんに対して行う術後薬物療法は決まった期間に集中して行いますが、再発・転移では期間を決めず、可能な限り長期間薬を使えるような治療戦略を検討します。再発がんは多くの場合、同じ薬を使い続けていると、いつかがん細胞が耐性を獲得し、よく効いていた薬でもやがて効かなくなることが一般的です。薬剤耐性[※1]がついて薬が効かなくなったら、別の作用機序のある薬に切り替える、といったことを繰り返しながら治療を進めていきます。

※1〔薬剤耐性〕
長期間にわたって同じ薬を使い続けていくと、がん細胞が薬に対する耐性をつけてしまって効果が出なくなってしまう。細菌やウイルスなども抗生物質への耐性ができてしまうことが多い。

〔メリット・デメリットを考慮して治療を継続〕
再発・転移乳がんでの薬物療法では、症状の緩和や延命といったメリットがある一方で、副作用・コスト・通院の負担などのデメリットもある。それらを考えて、デメリットがメリットを上回るようなら治療を止めるという選択もありうる。

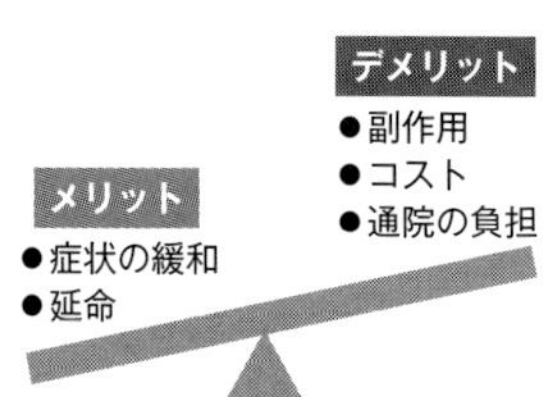

術後薬物療法のように数種類の薬を組み合わせて使う多剤併用療法ではなく、１種類ずつ薬を使っていく単剤療法を用いることが多いのも、再発・転移がん治療の特徴のひとつです。単剤は多剤併用に比べて薬の副作用による苦痛が少ないため、治療を継続しながらも日常生活を維持しやすいからです。

しかし、長く治療を続けていると薬が効かなくなることもあります。その場合は、副作用や体力を考えて、薬物療法を中止することがあります。

再発・転移乳がんに使う薬の選択

最近の研究では、再発乳がんの10～20％程度は、最初に診断されたときのタイプとは異なっていることがあることがわかってきました。ＨＥＲ２（ハーツー）陰性だった人が陽性に、ホルモン受容体陽性だった人が陰性に、というようにがんのタイプが変わってしまうと、初期治療で使用する薬剤と異なる薬剤を選択することも出てきます。そこで、再発がんの治療の前にはあらためて病理検査を行い、再発したがんのタイプを見極めてから治療を始めることもあります。

◎ＨＥＲ２陽性の場合

分子標的薬のトラスツズマブとペルツズマブ、抗がん剤（タキサン系）を併用した治療を、薬剤耐性がついて薬が効かなくなるまで続けます。この治療の効果がみられなくなったら、トラスツズマブと別の種類の化学療法との組み合わせに変えたり、トラスツズマブデルクステカン（Ｔ-ＤＸｄ）、ラパチニブとカペシタビンやほかの抗がん剤を使用したりします。

◎ホルモン受容体陽性の場合

ホルモン療法中に再発した場合は、その薬が効かなくなっていると考えられるので、別のホルモン剤でスタートします。閉経前の場合はLH-RHアゴニスト製剤と抗エストロゲン薬の併用から始めて、効かなくなったら抗エストロゲン薬をアロマターゼ阻害薬やプロゲステロン製剤に替えたりして進めていきます。分子標的薬のエベロリムスやパルボシクリブとホルモン療法を組み合わせて行うこともあります。閉経前も閉経後も、ホルモン療法での効果がみられなくなったら抗がん剤に移行します。

◎トリプルネガティブの場合

HER2もホルモン受容体も陰性のトリプルネガティブは、抗がん剤治療が中心です。ドキソルビシンやタキサンでスタートして、耐性がついたら別の種類の抗がん剤に変えていくという形で治療を継続していきます。ただし、PD-L1検査をして陽性の場合は、免疫チェックポイント阻害薬と抗がん剤治療を併用します。

◎BRCA1／2遺伝子に病的バリアントがある場合

BRCA1／2遺伝子に病的バリアントがある進行・再発乳がんでは、PARP阻害薬のオラパリブを使用します。特に、アンスラサイクリン系、タキサン系の薬剤の治療歴がある場合に、PARP阻害薬の有効性が報告されています。

痛みやつらい症状を緩和させるための治療

再発・転移がんの治療では、痛みや副作用をできるだけ抑えて、QOLの高い生活を維持することが非常に重要です。がんを直接たたく抗がん剤治療と並行して、痛みには鎮痛薬※2、咳には鎮咳薬といったように、症状に応じて苦痛を取り除く「緩和ケア」を積極的に行います。

身体的なつらさだけでなく精神的なつらさに専門的に対応する精神腫瘍科医や臨床心理士、生活面での支援を行うソーシャルワーカーなど、病院にはさまざまな専門スタッフがいます。「こんな相談は難しいのでは？」と思うようなことでも、積極的にスタッフに声をかけてみてください。

●転移・再発乳がんの治療の流れ

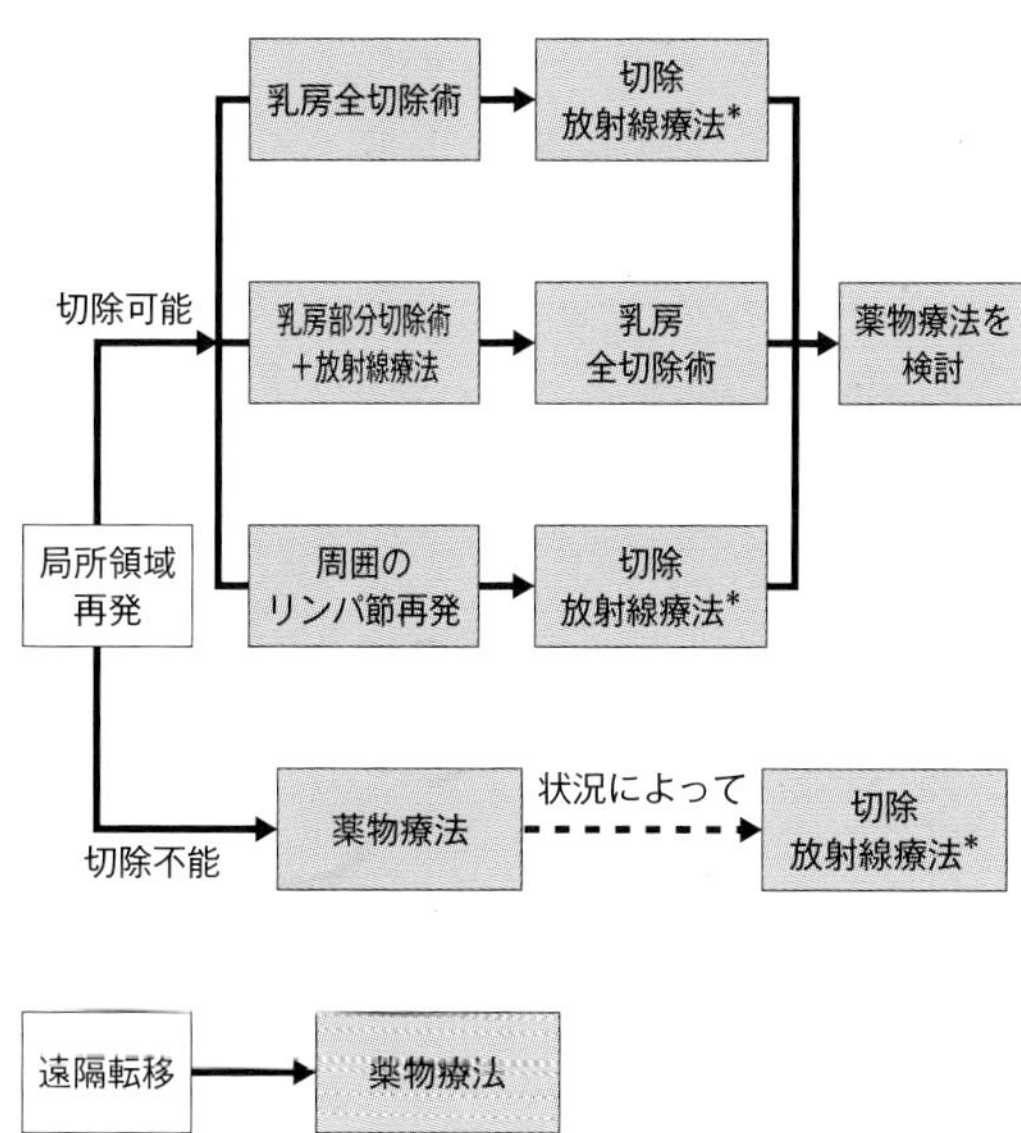

［出典］日本乳癌学会 編,『患者さんのための乳がん診療ガイドライン 2023年版』金原出版, 2023年　より転載

※2〔鎮痛薬〕
軽度の痛みに対して用いられるアセトアミノフェン、NSAIDs（ロキソニンなどの非ステロイド性抗炎症薬）から、強い痛みに対して用いられるコデイン（弱オピオイド鎮痛薬）、モルヒネ（強オピオイド鎮痛薬）など。鎮痛薬でも痛みをコントロールできないときは局所麻酔などによる神経ブロックを行うこともある。

6 再発したがんとの向き合い方

がんの再発や転移がわかった後の精神的なつらさは大きなものです。そんな患者さんを、これまでどおりの生活ができるようにサポートするのも医療者の役割です。

不安になる人がほとんど。すぐに何とかしようとしない

再発や転移がわかったときのショックは大きく、乳がんと診断されたときより強いといわれています。乳がんが再発したことを知った人の35％が適応障害（軽いうつ症状）、7％がうつ病と診断されるほどなのです。

そんな不安を「打ち消さなければいけない」と考えてしまう人も少なくなく、不安を感じて落ち込む自分を否定してしまうこともあります。しかし、治療の難しい病気を抱えて、将来への不安や死の恐怖を感じるのは当たり前のこと。落ち込んでいないようにむりしてふるまっても、内面ではかえって不安感が強くなるばかりです。

不安を強くさせるきっかけとなる痛みや苦痛をできるだけ取り除き、担当医とこれからの療法についてよく話し合いましょう。一方で病気の先行きなどについて、取り除くことのできない不安があっても、このようなものは「不安になって当たり前だ」と考えるほうがよいかもしれません。そして日常生活を保つようにして、できること、やりたいことをするように心がけましょう。そのように再発・転移がんに対処しながら生活していくことで、少しずつ気持ちも落ち着き、不安から解放される時間が長くなっていきます。不安が極端に強かったり、改善の兆しがみられな

いときには、精神腫瘍科（精神科）を受診することも考えてみましょう。

乳がんの治療は日々進歩しており、再発や転移がある状態であっても、長い年月にわたって自分らしくいきいきと暮らしている人がたくさんいます。

周りの人とよく話し、ひとりでため込まないように

自分の病気の状態や治療内容を正しく理解しておくことは、がんと向き合っていくうえでもとても大切なことです。そのためにも担当医としっかり話し合い、わからないことがあればしっかりと聞き、いつでも相談できるような信頼関係を築くことが大切です。十分に納得したうえで治療を受ければ、自分自身も「この治療で間違っていなかった」と納得することができます。

家族に対しても、自分が抱えている不安やどうしてほしいかを言葉で伝えるようにしましょう。本人はいつもどおりわかってくれていると思っても、伝わっていないこともあります。具体的に伝えられると、家族や友人も接しやすくなります。

患者会に参加してみる

乳がんの患者さん同士の「患者会」「ピアサポート」と呼ばれる集まりが全国各地にあり、意見交換や交流の場として活用されています。臨床心理士や医師、看護師などの医療の専門家が加わることもあります。

こうした集まりに参加することで「つらいのは自分だけではない」と知り、前向きになれたり、情報収集にも役立ったりします。人の集まりが苦手な人には、インターネット上での患者会も開催されています。

落ち込んでいるときには足を運んでみる気にはなれないかもしれません。しかし、患者会の参加は義務ではありませんから、行ってみたいと思ったときに行けばよいのです。

Q&A

Q 再発や転移は、できる限り早く見つけたほうがよいのですか？

A 再発・転移がんの場合、早期発見がかならずしも延命に結びつくわけではありません。これまでの研究では、術後に定期的な全身検査を行った場合と、全身検査を行わずに定期検診と年1回のマンモグラフィのみの場合で、がんの手術を受けたときからの生存期間には違いがなかったことがわかっています。

患者さんが自分の体調に異変を感じたらすぐに受診し、担当医の治療を受けることが大切で、早期発見のために検査をする必要はありません。

頻繁な検査はかえって、身体的・経済的負担や不安を増やしてしまうことにもなってしまいます。気になる症状がないのであれば、通常の定期検診に加えて、年1回のマンモグラフィを受診すれば十分です。

Q 乳がんの腫瘍マーカーは再発や転移の早期発見に役立つ？

A 腫瘍マーカーとは、血液中に含まれる、がん細胞がつくり出す物質やがん細胞に反応してつくり出される物質です。

乳がんの腫瘍マーカーとしては「CA15-3」「CEA」「NCC-ST-439」などが知られています。血液検査だけで調べられるので大変手軽ですが、かならずしもがんに対してだけ反応するのではなく、別の病気や喫煙などの影響で高値になることがあったり、がんがあっても腫瘍マーカーが上昇しないこともあります。

したがって、腫瘍マーカーは治療効果を確認するときの参考となる指標ですが、再発や転移の早期発見には役立てられません。

Q 薬物療法の副作用でうつ症状になることはありますか？

A 抗がん剤やホルモン療法の薬の直接の副作用として、うつ症状が出るということはありません。しかし、痛みのつらさや体力の低下、不安感が増すことなどから、治療中・治療後にうつ症状になりやすいことは知られています。

次のような症状がある場合にはまず、担当医に相談してみてください。専門的なケアが必要な場合は、精神腫瘍科（精神科）を紹介してもらうこともできます。

・抑うつ気分
・意欲や興味の低下
・自責感
・焦燥感または精神運動制止（何事もおっくうに感じる）
・倦怠感
・集中力低下
・食欲低下
・不眠
・自殺したいという強い気持ち

Q 骨転移した場合の骨折を予防する薬は効果があるのでしょうか？

A 骨転移にともなう骨折や痛み、高カルシウム血症などの合併症のための薬がゾレドロン酸（商品名ゾメタ）やデノスマブ（商品名ランマーク）です。これらの薬を注射すると、骨を溶かしてしまうがん細胞のはたらきが弱まり、骨を丈夫に保つことができます。そのため、骨転移にともなう諸症状の予防・軽減に役立ちます。

ただし、ゾレドロン酸やデノスマブには、低カルシウム血症や腎障害、顎骨壊死といった重大な副作用があります。顎骨壊死はまれにしか起こりませんが、投与中に抜歯などを行うと起きやすいことが知られています。

投与前には歯科チェックを済ませておき、治療中に歯や歯ぐきの異変を感じたときは、担当医と歯科医に相談してください。

Q&A

Q がんの痛みを緩和するための薬は、どれくらい使ってよいのでしょうか？

A がんの痛みを緩和することに使う医療用麻薬（モルヒネなど）に対しては、幻覚や中毒性、命を縮めてしまうおそれなどを心配する患者さんがいます。しかし医師の管理のもとで医療用として用いるときには、このようなことは心配いりません（152ページ）。

痛みをとる薬の種類はさまざまで、痛みの性質により薬の選択は異なりますし、長時間効果が持続する飲み薬や貼り薬、即効性のある粉薬や水薬、座薬、注射など、患者さんの体質や症状などに合わせて選ぶことができます。

医療用麻薬のなかには、便秘や吐き気、眠気などの副作用が現れることもあります。しかし、患者さんが自分の判断で薬の量や用法を調整するとかえってつらい症状が出てしまうこともあるので、かならずスタッフに相談しましょう。

治療中の痛みを抑えることができれば、睡眠や食事を摂りやすくなり、精神状態も落ち着いて、それまでどおりの生活を過ごしやすくなるという効果があります。薬への不安感から我慢したりせず、担当医に痛みがあることを訴え、積極的に痛みを取り除く治療を受けてください。

Q 末期症状でなくても、緩和ケアは受けられるのでしょうか？

A 緩和ケアというと終末期のケアだと思われがちです。

緩和ケアとは病気の時期や状態に関係なく、安定した状態で治療が受けられるようにすることを目的とし、身体面・精神面・生活面などあらゆる側面から患者さんをサポートすることです。ですから、がんと診断されたときから緩和ケアは必要なものなのです。しかも、ケアの対象となるのは患者さんだけでなく、患者さんを支える家族のつらさを和らげることも重視されています。

つらい症状があるときは、どんなことでもまずは担当医や看護師に相談してみてください。最近では緩和ケアを専門に行っているチームや外来をもつ一般病院も増えているほか、緩和ケアに力を入れている訪問看護ステーションなどもあります。第5章にも詳しい説明があります。

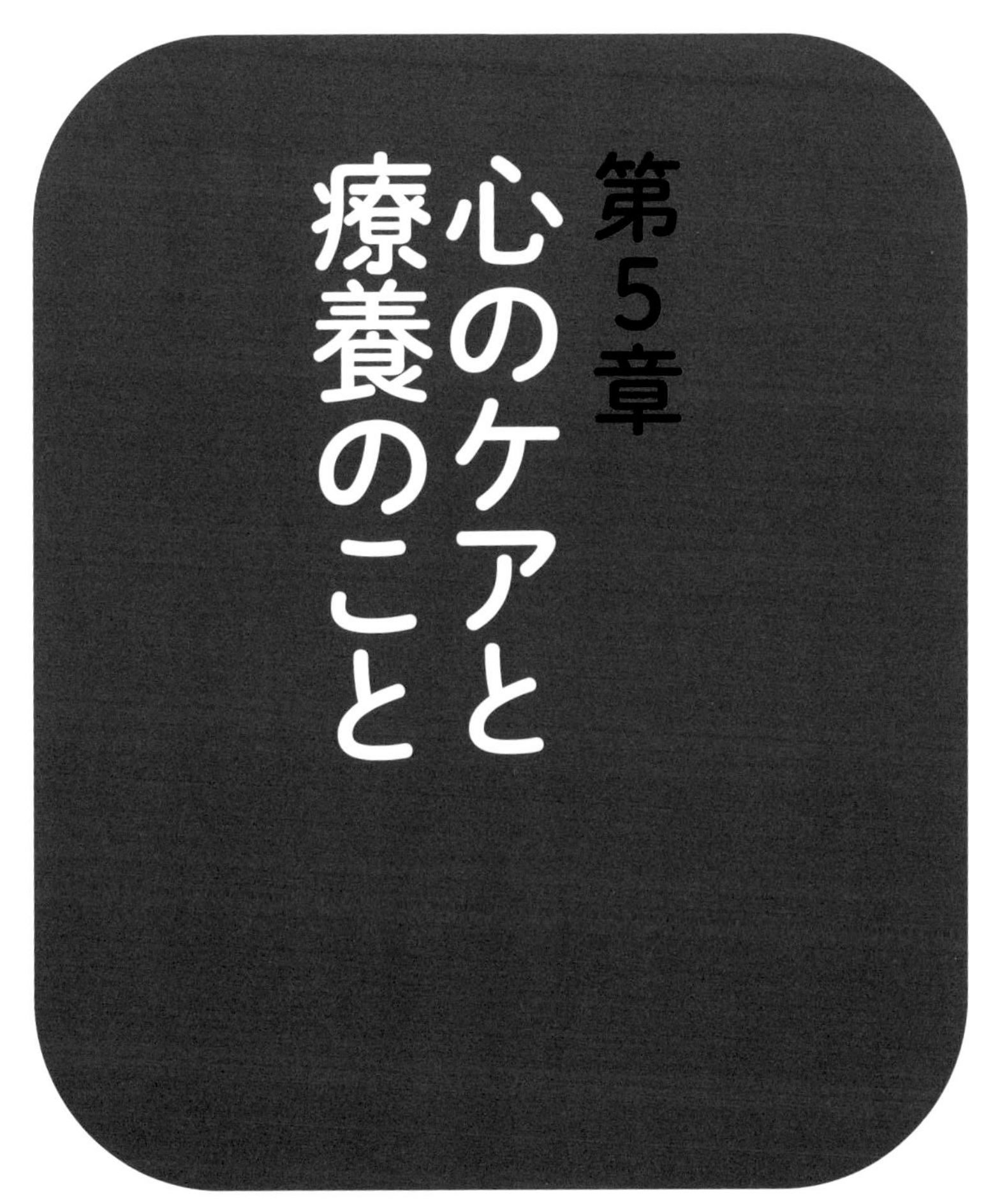

第5章 心のケアと療養のこと

がんと診断されてからの、病院の探し方やセカンドオピニオンの聞き方など、納得して治療を受けるための基本をまとめました。緩和ケアや療養生活についても、よく理解したうえで治療を進めてください。

国立がん研究センター「がん情報サービス」のホームページでは、より詳しく解説してありますので、ぜひ参照してください。

1 がんと診断されたら

がんと診断されると、疑問や不安、怒りなどがいちどに襲ってきます。気持ちを整理するためにも、まず、身近な家族や友人に話を聞いてもらいましょう。

悩みを自分ひとりで抱え込まない

日本人のおおよそ2人に1人が、どこかのがんと診断される時代ですが、自分ががんになることを想定して人生を送っている人は少ないでしょう。たとえ予期していたとしても、がんであると診断されるとショックを受け、心の動揺とストレスが生じます。

「検査や診断に間違いがあったのでは？」「自分ががんになるはずがない」という疑いや否定の気持ちと、「家族にどう話したらよいか？」「これから自分や家族はどうなる？」「家計や治療費は？」などの不安や悩みがいちどに襲ってきて、何から考えてよいかわからなくなる人がほとんどです。また、「まじめに生きてきたのに、なぜ私が……」などと怒りがわいてくる人もいます。

がんと診断された直後は、何も考えられなくなっているでしょうが、自分ひとりですべてを抱え込むと、ますます不安感が増大してきます。まず、今の気持ちを身近な家族か信頼できる親しい人に聞いてもらいましょう。不安、悲しみ、怒りなどの感情も抑え込もうとせず、話すことで気持ちが楽になります。また、インターネットで国立がん研究センター「がん情報サービス」のホームページ「がんと診断さ

※1〔『患者必携　がんになったら手にとるガイド』〕
がん対策推進基本計画にもとづいて、がんと診断された患者さん向けに療養生活での不安や悩みへの対応やがん医療のことなどの情報をまとめた冊子で、国立がん研究センター「がん情報サービス」から閲覧できる。書店での購入も可能（定価880円＋税、Ｇａｋｋｅｎ）。

※2〔がん拠点病院〕
正式には「がん診療連携拠点病院」といい、全国どこでも質の高いがんの医療が受けられることを目的に、都道府県知事が推薦し、厚生労働大臣によって指定された施設。医療内容、設備、がん関連情報の提供などについて一定の基準を満たしていることが条件とされ、全国で409施設が「都道府県がん診療連携拠点病院」と「地域がん診療連携拠点病院」「特定領域がん診療連携拠点病院」などに分類されている。また「地域がん診療病院」に指定された47施設がある（2023年4月1日現在）。

れたあなたに知ってほしいこと」をご覧ください。これからの治療や生活などを考える中で、参考にしていただきたい情報を得ることができます。さらに詳しい情報については、「資料室／書籍／一般向け」にある『患者必携[※1]　がんになったら手にとるガイド』から情報を入手できます。身近な人に話せないときは、地域のがん拠点病院[※2]にあるがん相談支援センター[※3]や、患者会[※4]などに相談することもできます。

時間の経過とともに気持ちが和らいできたら、治療に向けての準備をします。といっても、気持ちの整理や今後の生活の備えをいちどにできる人はいません。ひとつずつ対処していきましょう。

たとえば病気についての疑問点や不明な点を、担当医に聞くためにメモしたり、治療のための情報を集めてみるとよいでしょう。

がんと診断された後、治療が始まるまでに何をしたらよいか

家族や親しい人に話を聞いてもらう（がん相談支援センターや患者会に相談することも）

↓

自分のがんについての情報を集める（「がん情報サービス」のホームページを活用、後で医師などに聞くためメモをとる）

↓

治療に向けての準備をする

↓

医師から自分の病気、治療方針についての説明を受け、疑問点を質問する

↓

必要に応じて、セカンドオピニオンを受ける

↓

療養手帳をつくる

↓

治療に臨む

※３〈がん相談支援センター〉
がん拠点病院に設けられ、検査や治療、今後の療養や生活上の心配など、がんの医療にかかわる質問や相談に、専門の看護師やソーシャルワーカーなどが応じてくれる。患者さんやその家族が地域の居住者であれば、その病院にかかっていなくても無料で相談できる。対面だけでなく、電話などによる相談にも対応していて、匿名の相談もできる。医療機関によっては「総合相談室」などの一角に設置されていることもある。

がん相談支援センターのロゴマーク（実際のマークはオレンジ色）

※４〈患者会〉
「○○がん患者会」「サポートグループ△△」などの名称で活動する患者さんの集まり。同じような悩みや問題を抱えた参加者同士で情報交換ができる。精神腫瘍科医、看護師、カウンセラー、ソーシャルワーカーなどが加わる会や、家族も参加できる会もある。

2

家族はどのように向き合うか

本人の話を聞き、気持ちを共有することが大切。励ましは、本人の孤立感を深めることがあるので注意。家族のからだや心の健康にも留意しましょう。

本人の気持ちを理解しつつ、自分自身も大切に

がんの疑いから治療が始まるまでの期間は、精神的に大きな衝撃を受けながらも、さまざまなことを検討して対処しなければいけません。そんななかで本人が安心して治療に臨めるように、自分なりのいたわりや手助けの仕方を考えていきましょう。

■本人の気持ちや希望を理解・尊重する

がんと診断された本人は、不安と落ち込みを感じ、眠れなくなったり、食欲がなくなったりもします。そのような状態の本人に接するときは、むりに何かを言おうとしたり、気を遣ったりしないこと。本人の気持ちを100％理解することはできませんが、一生懸命相手を理解しようとする姿勢や、悩みながらコミュニケーションを重ねていくことは本人にも伝わり、家族の存在が大きな支えになります。

患者さん本人は、混乱して冷静な判断ができなくなったり、担当医にうまく希望が伝えられなくなったりすることがあります。そんなときに家族が冷静になって診察に同行してくれて助かったという患者さんもいます。逆に、家族のほうが感情的になってしまい、患者さんと衝突してしまうという例も少なくありません。あくまでも治療の主役は患者さんであることを念頭に置いて、意志や希望を尊重し、ご本

※1〔第二の患者〕
がんになると、家族にも身体的・精神的・社会的・経済的な負担やストレスが増える。そのため心のケアやサポートが求められている。こうしたことから、がん患者の家族は「第二の患者」と呼ばれることがある。

人が納得して選択できるよう話し合いを重ねていくことが大切です。

■情報とうまく付き合う

がんと診断されてからさまざまな検査が終わるまで、病気の進行度や治療方針も定まりません。診察から治療が始まるまでの時間を利用して情報を集め、病気や治療に対する知識を深めておくことも大切な準備です。それにより気持ちにゆとりをもって治療が受けられるようになります。

また、家族も一緒に適切な情報を得て理解を深めることは、患者さん本人の不安を減らし、現実的な見通しを立てることにも役立ちます。「がん情報サービス」を利用したり、情報の集め方がわからないときには「がん相談支援センター」でサポートを受けたりすることができます。

■家族が自分自身も大切にする

家族ががんと診断されれば、本人と同じように混乱して不安な気持ちになります。そのため、がん患者の家族は「第二の患者[※1]」といわれています。「気づかなかった」と自分を責めたり、「家族を失うかもしれない」というつらさを感じながら、「自分がしっかりしなければ」と追い詰められてしまうこともあり、家族に心のケア[※2]が必要になることも少なくありません。治療する本人を案じるあまり、家族は自分のことを後回しにしてしまいがちですが、患者さんを支えるためにも、家族自身の気持ちや体をいたわることが大切です。我慢をしないで、医師、看護師、心理士[※3]や、心のケアの専門家に相談しましょう。（参照＝国立がん研究センターがん情報サービス「治療と生活／症状を知る／生活の工夫／ご家族、まわりの方へ／家族ががんになったとき」）

※2〔心のケア〕
患者さんやその家族の心の問題は、担当の医師や看護師のほか、心療内科医、緩和ケア医、心理士などに相談する方法もあり、場合によっては精神腫瘍科（精神科）の医師の治療が必要になることもある。精神科と聞くと、がんの診療に関係ないと思う人もいるが、精神的な側面からの診療が、がんの治療にプラスになることも多い。がんの患者さんや家族の心のケアを専門に行う医学を精神腫瘍学（サイコオンコロジー）という。

※3〔心理士〕
心理学の知識を生かしたカウンセリングなどによって、患者さんの心理的なサポートをする専門家。心理士がいる医療施設は、増えつつあるが、どのようにサポートを受けたらよいかは、担当医やがん相談支援センターなどに問い合わせることができる。

3

信頼できる情報を集める

病気についての対処は、まず、がんについての情報や知識を集めることから始めましょう。知識を得ていくなかで、少しずつ客観的な判断ができるようになるものです。

情報が不足していると不安感が強くなる

正しい情報や知識は、客観的に物事をみるうえで助けになります。反対に、情報や知識が不足していると、漠然とした不安感が増大し、悲観的に考えたり、いい加減な情報に振り回されがちになります。

病状を説明された直後は、情報を冷静に判断したり、客観的に物事をとらえるのは難しいかもしれませんが、気持ちが落ち着いてきたら、説明された内容を整理しておきましょう。そして、わからないことや疑問点を調べていくとよいでしょう。

近年は、パソコンやスマートフォンを使って、インターネットからさまざまな情報を入手できるようになりました。ただし、多すぎる情報のなかからどんな治療を選択してよいか迷ったうえ、治療を先送りしてしまうことがないように注意したいものです。

インターネットから入手した情報[※1]が正しいかどうか、書籍などと照合したり、家族や親しい人にも相談して検討することも大切です。まず、担当医・看護師などに確認してください。信頼できるウェブサイト以外からのものは、虚偽や誇張のものもあり、特定の医療機関への受診や、特定の治療法へ誘導しようとするサイトは、

〔入院時のパソコンと携帯電話〕
病院によって、パソコンやスマートフォンを使えるところと使えないところがあり、個室や共用スペースでだけ使用できる場合などがある。またＷｉ－Ｆｉが使えることもある。いずれも消灯時間後には使用しないなど、同室の人への配慮なども必要。

※１〔インターネットから入手した情報〕
どのような人や機関が、どんな目的で発信しているかなどの信頼度、情報が新しいかどうかなどを見極めることが大切。国立がん研究センターの「がん情報サービス」、（公財）神戸医療産業都市推進機構の「がん情報サイト」、各種がんの学会などへのアクセスから始めたい。

参考にしないほうがよいでしょう。個人の体験をつづったブログなどは、患者さんにとってとても参考になるものも多数ありますが、あくまでその人の個人的体験であり、すべての人に当てはまるとは限らないことを心に留めておく必要があります。

そのほか、書籍や雑誌を購入したり、地域の図書館を活用することも考えられます。地域の公共図書館で健康医療情報コーナーを設けているところや、大学医学部・医科大学の図書館で[※2]、一般の人が利用できるところも増えてきています。

また、専門の学会などによって「診療ガイドライン」[※3]がつくられ、その情報を患者さん向けにわかりやすく説明した患者向けガイドラインが出版されたり、インターネット上に公開されたりしている場合があります。

一方、患者さんの数が少ないがん（希少がん）については、十分な情報が公開されているとはいえない状況が続いていますが、がん相談支援センターなど、相談窓口で必要な情報を探してもらうこともできます。

医学情報以外のことを知るには

がんの治療については、自分の病気をもっとも把握している担当医から多くの情報が得られます。しかし、治療の前後には、現在の生活を維持できるのか、治療費などの経済的な負担はどうすればよいのかなど、医学的知識以外のことも心配になってくるでしょう。こうした不安や疑問に対しては、がん相談支援センターや医療相談室などの相談員やソーシャルワーカー[※4]が支えになってくれます。また、ほかの人たちの体験談なども参考になります。

※２〔大学医学部・医科大学の図書館〕
情報公開の理念にもとづき、大学医学部・医科大学の図書館には、一般の人が利用できるところがある。診療ガイドラインや少し専門的な資料に目を通したいときに便利。

※３〔診療ガイドライン〕
それぞれの病気や病状について、施設間の診療格差をなくし、治療効果が期待できる標準治療を広め、医療者と患者さんの相互理解を深めることなどを目的として、学会などによって作成された診療指針。一部のがんについては、患者さん向けのガイドラインの解説が整備されているものもある。

※４〔ソーシャルワーカー〕
社会福祉活動に携わる専門家。家族の問題、医療費などの経済的なこと、医療・介護制度、退院後の療養生活や在宅医療など、生活全般について、相談に応じてくれる。がん相談支援センターに配属されている病院も多い。

4 セカンドオピニオンを聞くには

担当医の治療方針に疑問や不安がある場合などに、別の医師に意見を聞くことができます。担当医の意見（ファーストオピニオン）を理解しておくことも大切です。

治療方針に疑問や不安があるときに

がん治療では、がんの種類ごとに標準治療[※1]が確立していますが、個々の患者さんへの適用などについては、医師によって意見が異なる場合があります。現在の担当医から示された治療方針に疑問や不安があるときに、別の医師に意見を聞くことをセカンドオピニオン（第２の意見）といいます。

セカンドオピニオンを受けることで、担当医の意見を別の角度から検討することができますし、同じ診断や治療方針を説明されたとしても、病気の理解が深まります。また、別の治療方法が提案された場合でも治療の選択肢が広がるなど、患者さん自身が納得して治療を選択することができます。

セカンドオピニオンを受ける前には、担当医の意見（ファーストオピニオン）をしっかり聞いて、十分に理解しておくこと。自分の病状や進行度、なぜその治療法を選ぶのかといったことを理解できていないままでは、別の医師の話を聞くことで、かえって混乱が深まることがあります。病状によってはなるべく早く治療を始める必要があり、セカンドオピニオンを受けている時間的な余裕がないこともあります。セカンドオピニオンの準備段階では、そういったことも含めて担当医に確認します。

※１〈標準治療〉
現時点でもっとも効果があると科学的に検証されている治療法のこと。がんの種類によっては、学会などによって作成された標準治療がガイドライン（診療指針）とともに、書籍やインターネットなどで公開されている。ただ、その人の年齢や合併症などの身体的条件、人生観や価値観によって、標準治療がかならずしも適用できるとは限らない。標準治療を判断基準として担当医とよく話し合うことが大切。セカンドオピニオンを聞く際にも、標準治療を理解しておくと役に立つことが多い。

セカンドオピニオンを受けることで、現在の担当医との関係が悪くなることを心配している人もいますが、セカンドオピニオンは患者さんの当然の権利として認められています。担当医の病院で治療を受けることが原則ですが、最終的にセカンドオピニオンの病院で治療することもできます。

がん治療を行っている病院では「セカンドオピニオン外来」を設置しているところが増えています。[※2] セカンドオピニオンを聞きたい医療機関に心当たりがなければ、がん拠点病院にあるがん相談支援センターなどに問い合わせましょう。セカンドオピニオン外来は基本的に保険適応外なので、病院によって費用が異なります。

実際にセカンドオピニオンを受けるには、現在の担当医から紹介状（診療情報提供書）をもらい、それまでの検査結果、治療の経過の記録などとともに持参する必要があります。どこで相談するか決まったら、その医療機関の窓口に連絡し、セカンドオピニオンを受けるための受診方法や予約の仕方、費用[※3]、診察時間、必要書類や資料について確認しましょう。セカンドオピニオンを受ける際は、家族などが同行することもできます。病気の経過、確認したいこと、伝えたいことなどをメモして持参すると、限られた時間を有効に使えます。

セカンドオピニオンを受けたら、その内容を現在の担当医に報告し、あらためて治療法などを相談してください。新しい病院で治療を受けることが決まったときには、引き継ぎのための紹介状やそれまでの治療経過などのデータを用意してもらう必要があります。（参照＝国立がん研究センターがん情報サービス「治療と生活／診断と治療／治療にあたって／セカンドオピニオン」）

※2〈セカンドオピニオンを聞きたい医療機関〉
最近は、がんの治療をおもに行う病院などで、「セカンドオピニオン外来」を設けているところが増えている。インターネット上のホームページで確認できる。

※3〈セカンドオピニオンにかかる費用〉
セカンドオピニオンは、基本的に「診療」とはならず、「相談」になるため、公的医療保険が利かない自由診療になり、病院によって費用が異なる。30分の相談時間で1万～3万円前後のところが多い

5

治療する病院の選び方

心当たりがなければ、がん相談支援センターなどに問い合わせます。雑誌やインターネット上のランク付けで上位にある病院が自分にとって最適とは限りません。

病院が決まっていなければがん相談支援センターなどに相談を

患者数の多いがんについては、がん診療連携拠点病院等[※1]で標準治療を受けることができます。しかし患者数の少ない希少がんの場合は、専門とする医師がいる施設が限られています。どの病院を受診すればよいかわからないときは、全国にあるがん拠点病院のがん相談支援センターやがん情報サービスサポートセンター[※2]に問い合わせてください。「がん情報サービス」でも病院を探すことができます。

病院によっては、がんの種別ごとの治療件数や生存率を公開しているところもあります。また、病院のランク付けをした書籍や雑誌の最新版も発行されています。ただ、これらのデータを、そのまま判断の根拠とすることはすすめられません。がんの病期や治療法、年齢、合併症の影響など、さまざまな条件を考慮しないと、生存率が高い施設や上位ランクにある病院が、かならずしも自分の診療に適しているとは限らないからです（ただし、がんの種類によっては、手術症例数の多い病院での手術が推奨されています）。

ほかにも、その病院を利用した人の口コミや患者会からの情報などを得ることもできますが、あくまで、病院選択の参考として考えましょう。

※1〈がん診療連携拠点病院等〉
専門的ながん医療の提供などを担う病院として指定されている病院。「がん診療連携拠点病院」と「地域がん診療病院」などがある。国立がん研究センターがん情報サービス「相談先・病院を探す」から調べることができる。

※2〈がん情報サービスサポートセンター〉
「がん情報サービス」で提供しているがん情報の探し方のほか、がんに関する心配事を電話で相談できる窓口。相談料は無料（通話料は利用者の負担）。
電話：0570-02-3410
（ナビダイヤル）
03-6706-7797
受付時間：平日（土日祝日・年末年始を除く）10～15時

長く付き合っていくことも考えて

がんの治療は比較的長期になることが多いので、通院や付き添いの便なども考慮して、本人や家族の負担がより少ない病院を選択することも大切です。以前はおもに入院で行っていた治療法が、外来への通院だけで可能な場合も増えています。治療施設が遠方である場合は、施設の近くに仮住まいするなどの方法をとる人もいますが、家族の負担が重くならないように考えましょう。

また、がん以外の持病、たとえば脳卒中や心筋梗塞、糖尿病、腎不全などがある人は、がん専門病院よりも他科との連携がとれる総合病院のほうが安心なことがあります。

治療の内容によっては、機能回復のためのリハビリテーションが必要となることがあります。このような場合には、医師、看護師に加えて理学療法士※3や作業療法士、言語聴覚士などによるサポートを受けることになります。そのため、専門医だけでなく、専門のメディカルスタッフが充実している施設であるかどうかも、病院選びのポイントのひとつとなります。

さらに、病院内にあるがん相談支援センターや医療相談室などの相談窓口では、診断直後から退院後の生活まで、長期間にわたってさまざまな場面でサポートしてもらうことができます。病院との関係を円滑にするためにも、治療後の療養生活についての希望など、自分の大切にしていることを伝えて相談にのってもらうとよいでしょう。

※３（理学療法士や作業療法士、言語聴覚士）

理学療法士は、日常生活に支障をきたす人に、起き上がり、立ち上がり、歩行などの機能回復を図る訓練を行う。

作業療法士は、手芸や工作などによって、日常生活動作の回復を図る訓練を行う。

言語聴覚士は日常のコミュニケーションを可能にするための訓練と嚥下（えんげ）（飲み込み）障害などの摂食障害を改善するための訓練を行う。いずれも国家試験による資格をもち、患者さんのリハビリテーションをサポートする。

6 医療者とのコミュニケーション術

病気の状態や治療についてもっとも把握しているのは、担当医です。担当医とは長い付き合いになることも多いので、徐々にでも信頼関係を築いていきましょう。

対話を重ねながら信頼関係を築いていく

面談時は、担当医から患者さんの病状や治療方針を聞くだけでなく、患者さん自身が話すことも多々あります。痛みなどの自覚症状や心配していることなどは患者さん自身にしかわからないことですから、きちんと伝えることはとても大切です。

初めは聞きたいことを思うように聞けなかったり、自分の気持ちをうまく言えなかったりするものです。焦らずに、繰り返し話し合っていくことで、医師や看護師と関係を築いていけるはずです。

医師との面談時はメモも活用する

病状や治療方針についての医師の説明のなかで、とくに医学用語はわかりにくいものが少なくありません。できればその場で質問して理解したいところですが、その場で聞き返すことができなかったり、繰り返し聞いてもよくわからなかったりすることもあります。その場合は、改めて話を聞く時間をとってもらうなど、そのままにせず負担のない方法で理解できるようにしていきましょう。

医師の説明を聞く日時が決まったら、現在不安に感じていること、疑問に思って

〈気をつけたい医学用語〉

病期＝がんなどの進行の度合いの指標。「ステージ」ともいう。「病気」との混同に注意。

支持療法＝がんの症状や抗がん剤による副作用に対する治療や管理などの意味。「指示された療法」との聞き間違いに注意。

　そのほか、医師がよく使う用語には次のようなものがある。

エビデンス＝科学的根拠。

所見がある＝正常ではないところがある（しかしかならずしも病気とはいえない）。

浸潤＝がんが近接した臓器や組織に広がること。

壊死（えし）＝組織や細胞の一部が死んだ状態のこと。

いることを箇条書きにします。そして、そのうちの重要なことを2〜3点に絞り込んでメモをつくり、当日それを持参してメモを見ながら質問するとよいでしょう。聞いておきたいことはたくさんあるでしょうが、いちどに多くを聞いても、すべてを理解できるとは限りませんし、その時間もとれないことが多いと考えられます。直接質問しにくいときは、メモを担当医に手渡ししてもいいかもしれません。

医師から説明があるときは、できるだけ家族や親しい人に同席してもらいましょう。自分ひとりのときよりも安心して聞くことができるうえに、内容を後で確認し合うこともできて安心です。自分の代わりにメモをとってもらうこともできます。

看護師など周囲の人にも協力してもらう

それでも「担当医との相性が悪い」「どうしても医師とのコミュニケーションがうまくいかない」と感じるときは、看護師かがん相談支援センターのスタッフなどに相談してみましょう。どのように話せばよいかのヒントを教えてもらえるかもしれません。場合によっては、担当医との間を取り持ってもらえることもあります。

セカンドオピニオン（１４０ページ）を得ることで治療方針についてより納得でき、担当医への信頼感が増すことがあります。しかし、信頼関係の基本は、お互いに正確な情報を伝えて理解し合うことです。困ったことやわからないことは、その都度伝えていきましょう。（参照＝国立がん研究センターがん情報サービス「治療と生活／症状を知る／生活の工夫／療養生活のためのヒント／医療者とよい関係をつくるには」）

予後＝手術や病気などの回復の見込みや経過。「予後がよい」「予後が悪い」などと使われる。がんの場合には、生存期間・余命の意味で使われることもある。

〔医師とのコミュニケーションの5つのポイント〕
①説明された内容はできるだけメモする。自分でメモできない場合は、同席者に頼む。
②わからない用語があれば説明してもらう。
③漢字などがわからなければメモ用紙に書いてもらう。
④できるだけ、家族や信頼できる人に同席してもらう。
⑤重要な決定をしなければならないときは、医師の承諾をもらって説明を録音させてもらうと、後で確認することもできる。

国立がん研究センターがん情報サービス「治療と生活／診断と治療／治療にあたって／冊子『重要な面談にのぞまれる患者さんとご家族へ』」も活用するとよい。

7 療養手帳をつくろう

記録をつけることで、治療の各段階での疑問や問題点、気持ちなどが整理しやすくなります。手帳は、医師との面談時にメモ代わりとして使うこともできます。

自分の気持ちと向き合うための重要なツール

自分が納得できる治療や療養生活を選択するためには、治療の各段階に応じて状況を整理し、対応の仕方を考えていく必要があります。療養手帳は、そのための重要なツール（道具）です。手帳に記入することによって、その時点での疑問や気持ちの整理ができ、その後何を優先すべきかが明らかになってきます。医師とのコミュニケーションをとるときに、メモ代わりとして使うこともできます。

患者さん向けの療養手帳は、国立がん研究センターがん情報サービスのホームページからも入手できますし（参照＝資料室／書籍／一般向け「患者必携　がんになったら手にとるガイド」／「患者必携　わたしの療養手帳」）、患者会などが作成したものもあります。使いやすいように自分でつくってもよいでしょう。

何をメモすればよいのか

人によっては、日記や家計簿などをつける習慣がなく、手帳などに記録することを負担と感じることがあるかもしれません。しかし、次の受診日や、そのときに持っていかなければいけないものなどの注意事項、緊急時の連絡先、保険や各種制度[※1]

※1〈保険や各種制度〉
公的医療保険では、健康保険の種類（組合管掌健康保険、全国健康保険協会管掌健康保険、共済組合の健康保険、国民健康保険など）や手続きの窓口について、民間保険に加入している場合は、生命保険、医療保険、がん保険などの種類と窓口について、家族が見てもわかるように記入しておく。そのほか、高額療養費制度、傷病手当金、医療費控除などや、介護保険についても、調べたことを記入しておきたい。

の手続きなどを忘れないようにメモをとっておく必要を感じることは、たびたびあるはずです。また、日々の体調[※2]についても記録しておくと、担当医に説明するときに役立ちます。

ここでは「わたしの療養手帳」の一部を紹介します。

・**病気についての説明**：誰から・一緒に説明を聞いた人・何のがんか・がんの部位・どの検査結果からわかったのか・がんの大きさや広がり・転移の有無・病期

・**持病や飲んでいる薬**：現在治療中の病気・かかっている医療機関・飲んでいる薬

・**どのような治療法をすすめられたか**：治療法・期待される効果・副作用や後遺症

・**自分が選んだ治療法を整理する**：どのような治療法か・納得して選択できた／納得できないことがある（それは何か）

・**治療の流れを整理する**：入院、手術、受診、服薬などの治療日程

・**これから受ける治療**：治療の名前・内容・日程・治療の目標・予想される後遺症や合併症・担当の医師・注意すること・そのほか気になること

・**治療が始まるまでに周囲の人に伝えておくこと**：家族に伝えること、お願いすること・近所や職場の人などに伝えること、お願いすること

・**治療にかかる費用の目安**：治療費・治療費以外・必要な書類や手続き

治療に関係したことだけを手帳にメモしなければならないと決めつけることはありません。家族や友人のこと、入院中の出来事、病院で知り合った仲間のこと、通院中に気づいた街のようす、楽しみにしているお祭りやイベントの予定など、自分なりの記録として活用するようにしましょう。

※２〔体調〕
体温・血圧などのほか、毎日の食事（朝・昼・夕食ごとにどのくらい摂取できたかなど）、便通の状態なども記しておくとよい。

8 治療や療養は自分で決める

幅広い選択肢からどのような治療や療養生活を選択するかは、患者さん主体で決めることです。そのために患者さんが自分の価値観・希望を明らかにする必要があります。

本人の意向を十分尊重した治療や療養の選択

がん治療では科学的根拠にもとづいた標準治療が行われますが、がんのタイプや年齢など、さまざまなことを考慮して治療法は検討されます。なかでも、重視されているのが患者さん本人の価値観・希望です。がん対策基本法でも「がん患者の置かれている状況に応じ、本人の意向を十分尊重してがんの治療方法等が選択されるようがん医療を提供する体制の整備がなされること」が基本理念として掲げられています。現状その体制が十分とはいえない場合もありますが、患者さんの意向を十分にくみとり、医療者と患者さんが一緒になって決めていくことが当然になりつつあります。

患者さんとしては「医療の専門家ではない自分が、医療について決めることなどできない」と思うかもしれませんが、日常生活を送るうえで重視していること、趣味、仕事などといった価値観から、治療法や使用する薬を検討することもあります。

また、がんと診断され、治療を受けるにあたっては、生活上のさまざまなことについても調整する必要が出てきます。たとえば仕事に関しては、治療のために必要となる休暇・休職の期間、復帰後に必要となる配慮について、上司や同僚に適切に

〈がんと仕事のQ＆A〉
がんと診断された人のために、休職から復職、新たに就職する場合など、いろいろなシーンを想定してQ＆Aにまとめた冊子。ウェブ版は、国立がん研究センターがん情報サービス「制度やサービス／がんと仕事」で見ることができる。

伝えていくことが重要です。何をどこまで伝えるかなどは、病気の状態はもとより、職場の状況や仕事の内容、そして患者さん自身がどのように働いていきたいかによっても変わってきます。

最近では、がん患者の意思決定支援のひとつとして、「アドバンス・ケア・プランニング（ACP）」[※1]という考え方が広がりつつあります。ACPは、意思決定能力がなくなってしまうことに備えて、元気なうちに今後の治療や療養について考えておくことで、患者さんと家族、医療者が一緒になって話し合うプロセス自体が重要だとされています。「万一のときに延命治療を受けるかどうか」「終末をどこで、どのように迎えたいか」など、終末期に関することも考えていきます。

患者さんの意思決定を支援するための整備も進む

患者さんが主体となった意思決定を支援するための仕組みのひとつとして、さまざまな診療科の医師、看護師、薬剤師などからなるチーム医療体制があります。また、がん相談支援センターのがん専門相談員は、患者さんが自分の状況を整理したり、必要な情報を探す手助けをするなど、意思決定のサポートも行っています。

がん患者の身体的・精神的な苦痛を理解したうえで、患者さんや家族の生活の質（QOL）を重視した質の高い看護を提供できると認められた「がん看護専門看護師」[※2]という専門看護師もいます。限られた診療時間では医師に相談しにくいことも多いので、身近な看護師や、中立な立場から支援できるがん相談支援センターに相談しつつ、自分の気持ちを整理していくとよいでしょう。

※１〈アドバンス・ケア・プランニング（ACP）〉
将来の意思決定能力の低下に備えて、患者さんや家族とともに治療や療養などを考えていくプロセスのこと。個々の治療の選択だけでなく全体的な目標も含み、終末期にどのようなケアを受けたいか（受けたくないか）、患者本人が大切にしている価値観などを話し合う。そういった話し合い自体が大切なプロセスと考えられている。

※２〈がん看護専門看護師〉
専門看護師制度は、特定の看護分野について水準の高い看護ケアを行う知識と技術を有した看護師を認定する制度。精神看護、老人看護、小児看護など14分野があり、がん看護に特定された看護師に対して認定されるのががん看護専門看護師。専門看護師としての認定を受けるには、看護系大学院修士課程での単位取得のほか、５年以上の実務経験などが必要。

9 がんの診断時から始まる緩和ケア

緩和ケアは、がんの診断直後からすべての患者さんたちを対象に、からだと心のつらさを和らげ、ときには患者さんばかりでなく、家族も含めて支えていくためのものです。

緩和ケアは、すべての患者さんに必要な考え方

緩和ケアは、がんに関連して生じたからだや心のつらさ、療養や社会生活の問題などにも対応や援助をしながら、患者さんや家族のＱＯＬを保ったり、改善に努める考え方です。身体の苦痛だけでなく、患者さんが療養生活のなかで直面するさまざまな問題を、全人的苦痛（トータルペイン）[※1]としてとらえて対処していきます。

このうち医療の対象である身体的、精神的な問題に対する治療やサポートは緩和医療あるいは緩和治療と呼ばれています。

２００２年に世界保健機関（ＷＨＯ）は、「（緩和ケアは）生命をおびやかす疾患に伴う問題に直面する患者とその家族に対し、身体的痛みや、心理・社会的、スピリチュアルな問題（生きていくことの意味や人生の価値についての苦悩など）を早期から正しく評価し、解決することにより、苦痛の予防と軽減を図り、ＱＯＬを向上させていく手段である」と定義しました。

これまで日本では、がんにともなう心身の苦痛を和らげることへの対応が不十分であったため、患者さんや家族は大きな不安を抱えて療養しており、緩和ケアは欧米の先進諸国に比べて遅れていました。しかし２００７年に閣議決定された「がん[※2]

※１〔全人的苦痛（トータルペイン）〕
患者さんが抱える４つの苦痛（身体的苦痛、精神的苦痛、社会的苦痛、スピリチュアルペイン）を合わせて、全人的苦痛（トータルペイン）という。

身体的苦痛：がんによる痛み、手術や抗がん剤などによる痛み、息苦しさ、食欲低下、吐き気、だるさ、動けないことなど

精神的苦痛：不安、うつ状態、おそれ、いらだち、怒り、不眠など

社会的苦痛：仕事上の問題、人間関係、経済的な問題、家庭内の問題、相続など

スピリチュアルペイン：人生の意味、罪の意識、苦しみの意味、死への恐怖、価値観の変化、死生観に対する悩みなど

対策推進基本計画」では、がんと診断されたときからの緩和ケアを推進し、患者さんや家族が全人的ケアを受けられることを、重点的に取り組むべき課題のひとつに掲げられました。緩和ケアは、がんの患者さんが抱える全人的苦痛から患者さんを解放するために、終末期だけでなく、がんと診断された直後から取り入れ、がん療養のすべての経過や病状の変化に応じて適切に行われる必要があります（図）。

患者さんは遠慮しないで、医療スタッフに苦痛を伝える

患者さんは、がんやがん治療による痛み、息苦しさやだるさ、吐き気や食欲の低下、あるいは気分の落ち込みやイライラなど、療養中に体験するさまざまな症状によって、日常生活に大きく影響を受けることがあります。

緩和ケアでは、からだや心の苦痛の解消はもっとも重要なことのひとつと考えられていますので、患者さんは病気がどのような段階であっても、苦痛を我慢しないで、医師や看護師などの医療スタッフに伝えることが大切です。しかし、この痛みや不快感、苦しさというものは本人にしか感じることができません。緩和ケアは、患者さんがその痛みや苦しさを医師や看護師などに伝えることから始まりますので、「どこが」「いつ」「どのように」「どのくらい」痛むのか、あるいは「どのようなつらい症状があるのか」を率直に伝えてください。

とくに「どのくらい痛みが強いのか」という痛みの程度に関しては、人に伝えるのが難しい面もあります。医療現場では、痛みの強さやその変化を患者さんと医療者の間で共有する方法[※3]として痛みのスケールが用いられています。痛みのスケール

●がん治療と緩和ケアの考え方

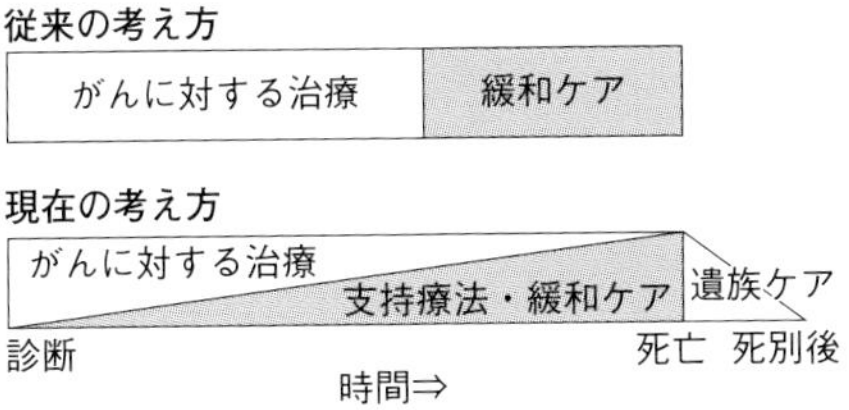

従来の考え方

がんに対する治療　緩和ケア

現在の考え方

がんに対する治療

支持療法・緩和ケア　遺族ケア

診断　死亡　死別後

時間⇒

［出典］日本乳癌学会 編,『乳腺腫瘍学 第４版』金原出版, 2022年

※２〔がん対策推進基本計画〕
がん対策基本法にもとづいて、2007年6月に策定された国全体のがん対策の計画。これまでに3度改訂され、第4期では「誰一人取り残さないがん対策を推進し、全ての国民とがん克服を目指す。」を全体目標に、「科学的根拠に基づくがん予防・がん検診の充実」「患者本位で持続可能ながん医療の提供」「がんとともに尊厳を持って安心して暮らせる社会の構築」を分野別目標に掲げている。

は、まったく痛くない場合を0とし、イメージできる最高の痛みを10として、自分はどのくらいの痛みを感じているかを数字で伝える方法です。これは痛みの変化を治療やケアに生かすための方法ですので、わからないことがあれば、繰り返し説明を受けて、少しずつ理解していきましょう。

ＷＨＯが提唱する、身体的な痛みに対する薬物治療が基本

身体的な痛みの治療は、がんの病状（進行程度）にかかわらず、痛みのない生活の実現を目標に行われます。ＷＨＯが提唱する薬物治療は、痛みの程度に応じて使用する鎮痛薬を３つのグループに分けて痛みの強さに応じて使っていく「３段階除痛ラダー（１５３ページ図）」が世界的に行われていました。２０１８年の改訂でガイドラインから削除されましたが、「がんの痛み」の治療の基本として、現在も広く実践されています。

弱い痛みには非オピオイド鎮痛薬※4と呼ばれる消炎鎮痛薬（ＮＳＡＩＤｓ）やアセトアミノフェンが使われます。弱い痛みから中等度の痛みにはコデインやトラマドールが、中等度から高度の痛みにはモルヒネ、オキシコドン、フェンタニルなどが用いられます。コデインやモルヒネ、オキシコドン、フェンタニルなどの薬は医療用麻薬として扱われます。「麻薬」と聞くと「末期のがんに使うもの」「中毒になる」「命が縮む」「だんだん効かなくなる」などと誤解している人もいますが、そのようなことはありません。がんの痛みに対して医療用麻薬を使用すると、副作用として吐き気・嘔吐、便秘、眠気などがみられる場合もありますが、多くの場合、副作用

※3〈痛みのスケール〉
痛みの強さを把握するために、患者さん自身に痛みの強さを評価してもらう方法。痛みの評価法には、ことばで伝える方法、数字で伝える方法、視覚的に伝える方法などがある。
痛みの状態は変化するので、痛みの評価は1回限りでなく、繰り返して行われる。

※4〈非オピオイド鎮痛薬〉
モルヒネなどの麻薬性鎮痛薬（オピオイド鎮痛薬）ではない鎮痛薬。非ステロイド系抗炎症薬などで、炎症や痛みのもととなるプロスタグランジンの産生を抑える。

※5〈鎮痛補助薬〉
主作用として鎮痛作用をもたないが、特定の痛みに対して鎮痛作用を示す薬剤のこと。抗うつ薬、抗けいれん薬、抗不整脈薬、ステロイド剤、ＮＭＤＡ受容体拮抗薬などがある。ＮＭＤＡ受容体拮抗薬とは、痛みを伝える神経系での過剰な興奮伝達を抑える薬剤。

対策を十分に行うことで副作用を抑え、心配なく使用することができます。医師の指導のもと、正しく痛みをなくすために必要かつ十分な量の医療用麻薬を使うことで、苦痛のない快適な生活を過ごすことができるようになります。「十分な量」とは患者さんの痛みがなくなる量のことで、患者さんごとに異なります。量の多さで善し悪し（よしあし）が決まるわけではなく、痛みのない生活を過ごせるようになることが大切です。また、それぞれの段階で、痛みの種類に応じて鎮痛補助薬[※5]が組み合わされます。鎮痛補助薬とは、びりびり、じんじんなど特殊な痛みに対して鎮痛効果を発揮する薬のことを指します。

さらに、がんによる症状を和らげるためには、薬物治療以外にも放射線療法を行うことがあります（緩和的放射線療法）。患者さんの年齢や体力、持病の有無、今後の生活への希望なども考慮して、骨盤内の病巣、骨転移（こつてんい）、脳転移、リンパ節転移に対して用いられます。

緩和ケアのもうひとつの大切な課題は、患者さんが望む生活の維持・改善・向上です。患者さんが療養生活で大切にしたいこと[※6]に、「苦痛がないこと」「望んだ場所で過ごすこと」「希望や楽しみがあること」「医師や看護師を信頼できること」「周りの負担にならないこと」「家族や友人とよい関係でいられること」などがあがっています。緩和ケアでは、多くの患者さんが抱える「不安」や「落ち込み」を乗り越えられるよう心を支え、また、患者さんが望む「大切にしたいこと」を達成するためにサポートしていきます。

※６〈療養生活で大切にしたいこと〉Miyashita M, Sanjo M, Morita T, et al : Good death in cancer care : a nationwide quantitative study. Ann Oncol 18 : 1090-1097, 2007の調査結果による。

●WHO３段階除痛ラダー

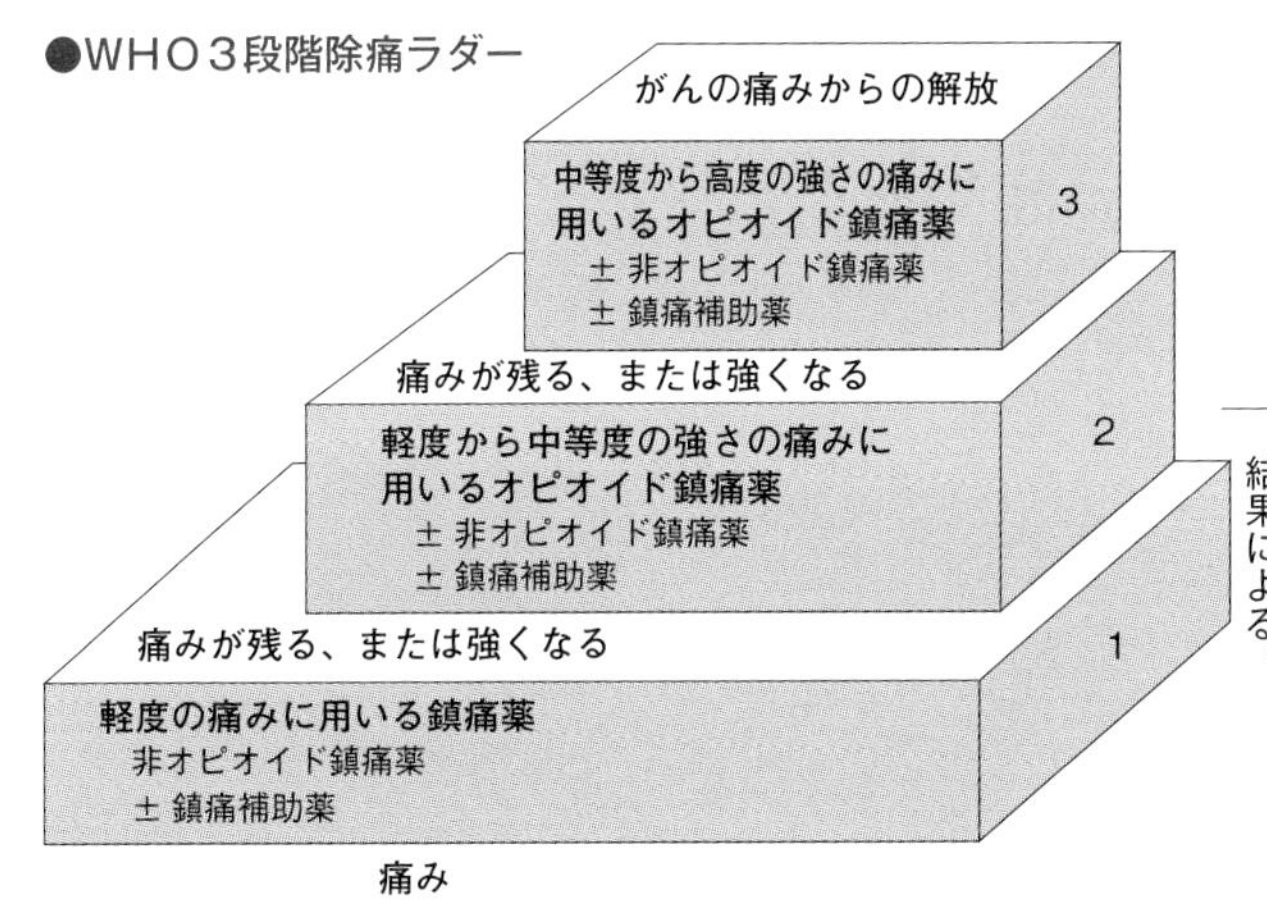

［出典］厚生労働省「医療用麻薬適正使用ガイダンス」を改編

10 緩和ケアを受けられる場所

緩和ケアは、緩和ケア病棟やホスピスだけでなく、外来や一般病棟、自宅、介護施設でも受けることができます。緩和ケアを専門に行う緩和ケア外来もあります。

通院や入院で緩和ケアを受ける場合

緩和ケアというと終末期の緩和ケア病棟[※1]やホスピス[※2]をイメージしがちですが、外来の通院や一般病棟の入院中でも緩和ケアを受けることができます。通院で緩和ケアを受ける場合は、担当医を通じて緩和ケア外来を受診します。一般病棟入院中の場合は、がん治療と並行して、院内の緩和ケアチームが主治医や看護師と協働して緩和ケアを行います。通院・入院している病院に緩和ケア外来や緩和ケアチームがない場合は、がん相談支援センターや病院の相談室で相談してみましょう。

■緩和ケア外来

通院して治療中の患者さんのほか、治療後自宅療養中の患者さんも利用できます。

■一般病棟入院中の緩和ケアチーム

緩和ケア医、精神科医、看護師、薬剤師、心理士、ソーシャルワーカーなどの専門スタッフが病室を訪問するなどして、治療を担当する医師と協力しながら緩和ケアを行います。

■緩和ケア病棟

一般病棟にくらべて面会や就寝、食事などの制約が少なく、自分のペースで過ご

※1〈緩和ケア病棟〉
緩和ケア病棟は、終末期の患者さんのケアを行う役割ばかりでなく、痛みなどの苦痛を専門的に緩和する施設としての役割ももつ。がんを治すことを目的とする抗がん剤での治療などは行わない。施設によっては、ボランティアが日常生活をより豊かにしてくれる活動を行っているところもある。

※2〈ホスピス〉
終末期における心身の苦痛を取り除きながら「その人がその人らしい生をまっとうできるように援助すること」（ホスピスケア）を主眼に置いた緩和ケアを行う施設。施設によって宗教などの特色がある。

せます。苦痛が強いときに一時的に緩和ケア病棟に入院することも可能です。

自宅や施設で緩和ケアを受ける場合

自宅や介護施設で療養中でも、緩和ケアは可能です。その場合は、訪問診療医や訪問看護ステーションの訪問看護師、ケアマネージャー、介護士など、在宅療養をサポートするさまざまな専門スタッフの連携が重要で、そうした連携の中で緩和ケアも行われます。また、自宅で介護にあたっている家族へのケアも行います。

■在宅緩和ケア

在宅緩和ケアを希望する場合は、地域包括支援センターや在宅緩和ケア支援センターなど地域の相談窓口に相談します。治療にあたった病院との連携も重要なので、まずは担当医や病院内の相談室に相談しておきましょう。

がん治療と並行して緩和ケアも受ける

緩和ケアは積極的治療ができなくなったときに受けるものと思われがちですが、がん治療中でも受けることはできます。

抗がん剤や放射線治療の副作用としての吐き気、だるさ（倦怠感）、むくみ（浮腫）、体のしびれなど、治療による身体的な苦痛について、主治医や看護師が基本的緩和ケアを行い、専門的なケアが必要なときに、緩和ケアチームや緩和ケア外来で専門的なケアを行います。また、治療にともなう不安など、精神的なつらさ、家族のケアなども、緩和ケアとして行います。

一般病棟に入院中に緩和ケアチームによる緩和ケアを受けた人は、退院後も引き続き緩和ケア外来で受診できます。

通院治療中の病院に緩和ケアチームなどがない場合は、ほかの医療機関の緩和ケア外来を受診します。他院の緩和ケア外来を受診する際は、担当医の紹介状や画像検査資料などを提出する必要があります。

11 緩和ケアチームを利用する

緩和ケアチームは、がんによるからだと心の苦しさのみならず、がんの療養全般の問題に、さまざまな分野のスタッフがチームを組んで、対応してくれます。

緩和ケアチームの利用は、希望することから始まる

緩和ケアでは、担当医や担当看護師と協力して、がんによるからだの痛みや心のつらさのほか、生活面、経済面の問題などまで、さまざまなサポートをします。現在、専門的ながん医療を行う全国の医療機関の多くに緩和ケアチームがつくられており、からだの症状をケアする医師、精神症状をケアする医師、看護師、薬剤師など、多くのスタッフが参加しています。すべてのがん拠点病院（134ページ）では緩和ケアチーム[※1]が整備され、入院中や退院後もチームによるサポートを受けることができます。そのほか、がん拠点病院に指定されていない医療機関でも、緩和ケアに力を入れているところがあります。病気の状態、患者さんや家族の希望などに合った療養の場（入院や外来、在宅療養や緩和ケア病棟など）や方法が、選べるようになってきています。

緩和ケアチームを利用するには、担当医が緩和ケアチームに痛みなどの治療を依頼するという形をとることもありますが、患者さんや家族が、担当医や看護師などのスタッフに「緩和ケアチームを利用したい」と伝えることもできます。また、緩和ケア外来[※2]を受診したり、がん相談支援センターや医療相談室などで相談したりす

※1〈緩和ケアチーム〉
全国どこでも質の高いがん医療が受けられるように定められたがん拠点病院には、緩和ケアチームとがん相談支援センターが設置されている。
国立がん研究センターがん情報サービス「相談先・病院を探す」から最寄りのがん拠点病院を探すことができる。

ることができます。まず、患者さんや家族が具体的に痛みなどの症状や悩みを担当医や看護師などに伝えると、緩和ケアチームの協力が始まり、担当医や病棟看護師などのスタッフが相談・協力して、必要に応じたサポートを行ってくれます。

いろいろな分野の専門家が、チームを組んで担当

たとえば、一般病棟の入院中に緩和ケアチームを利用する場合では、からだの痛みなどの不快な症状の治療を担当する医師や、精神症状の治療を担当する精神腫瘍科の医師が、がんの治療をする担当医と協力して治療にあたります。看護師は患者さんやその家族の苦痛や悩みのほか、退院後の療養などについてもアドバイスしてくれます。薬剤師も医師と協力して、患者さんの苦痛や不快症状を取り除く薬物療法についてアドバイスを行います。心理士は心の問題の解決の糸口が見つかるように協力してくれます。栄養士は患者さんや家族に栄養面についてのアドバイスを行います。ソーシャルワーカーは病院内外を問わず療養に関する経済的問題や助成制度、転院先や退院後の療養などについてアドバイスし、療養生活全般の社会的な不安や心理面の問題について支えてくれます。理学療法士は身体的自立を助けたり、リハビリテーションを通して、患者さんの意欲の向上やだるさなどのからだの症状の改善を手伝ったりして、日常生活を維持するための治療を行います。

このように多くのスタッフにより、心身の苦痛やからだの不快な症状、入院生活上の問題から看護する家族の悩みまで、がんの療養全般をカバーできる態勢が整っていますので、苦痛や悩みが生じたときには、緩和ケアチームを利用しましょう。

※２〔緩和ケア外来〕
緩和ケアの外来窓口を設けている病院は、全国的にもまだ多くないが、「がん診療連携拠点病院等の整備に関する指針 ２０２２年」で設置が義務づけられ、院外患者へも対応することが求められている。緩和ケアを外来で利用できる医療機関については、がん相談支援センターなどで問い合わせることができる。

12

緩和ケア病棟を利用する

緩和ケア病棟は、入院により緩和ケア専門の医師や看護師が痛みや苦痛を集中的に治療し、心のケアや日常生活のサポート、家族のケアにも重点を置いている入院施設です。

緩和ケア病棟の特徴を知る

緩和ケア病棟は、抗がん剤終了後のがんにともなう苦痛や不快な症状を取り除くと同時に、患者さんや家族のスピリチュアルペイン（150ページ）のケアを中心に、緩和ケア専門医や専門スタッフが集まっている入院施設です。症状が緩和されれば退院して、外来による緩和ケアや在宅緩和ケアを選ぶことも可能です。一般病棟とは次のような違いがあります。

①心身の苦痛を取り除く医療が中心です。各分野の専門家が集まり、ケアします。
②定期的な検査や点滴などの処置は最小限にして、からだの負担を軽減します。
③病室は多くが個室で、病棟には食堂や談話室が設けられています。アットホームな雰囲気のなかで、療養生活ができます。面会時間にも、制限がありません。
④家族と一緒に過ごせる設備があります。家族用の簡易ベッドやキッチンのある家族室を設けているところもあります。

全国の緩和ケア病棟のある病院は、国立がん研究センターがん情報サービスの「病院を探す」から探すことができます。また、地域のがん拠点病院にあるがん相談支援センターなどに問い合わせて調べることもできます。

聞きたいことがあれば、緩和ケア病棟のある病院に直接電話をして問い合わせてみましょう。必要なら、いちど外来診療を受けたり、利用するための登録をしておきます。なお、緩和ケア病棟への入院は健康保険が適用され、高額療養費制度を利用することもできます。

緩和ケア病棟に入院するまで

緩和ケア病棟は入院希望者が多く、申し込みから入院まで時間がかかることがあります。また、緩和ケア病棟に入院するには審査[※1]（判定基準）があり、本人の意向がはっきりしている必要があります。利用を考えている人は、早めに病院の相談室やがん相談支援センターに相談し、複数の施設を紹介してもらいましょう。

２〜３施設を紹介してもらったら、希望施設の医療ソーシャルワーカーとの面談や施設見学をしたうえで、緩和ケア外来を受診して医師の面談・診察を受けます。

こうした審査の結果すぐに入院できることもありますが、実際には満床の施設が多く、平均待機期間が２週間以上の拠点病院は約36％です（厚生労働省「２０１６年度がん診療連携拠点病院等現況報告書」より）。予約リストに入っていても予約順に入院できるのではなく、必要度の高い患者さんが優先されることもあります。待機期間は一般病棟や療養病棟で対応するケースもありますが、医療施設によって対応は異なります。病状が悪化したからといって緩和ケア病棟への緊急入院は難しいこともあり、入院できるまで緩和ケア外来や在宅医療を受診する場合が多いようです。

※１〔判定基準〕
施設によって若干異なるが、本人が自分の病気・病状を理解していること、なんらかの苦痛があること、緩和ケア病棟への入院を了承していることが要件となっている。希望する緩和ケア病棟の医療ソーシャルワーカーとの面談、緩和ケア医の診察ののち審査が行われ、通過すると予約リストに入ることができる。

13

自宅で緩和ケアを受ける

自宅がいちばん落ち着くという患者さんは、少なくありません。自宅での緩和ケアは、訪問診療、訪問看護をしてもらえることが条件になります。

約半数の人が自宅での療養を希望

がんは、治療のいろいろな段階で、複数の選択肢が提示されます。医師や看護師から現在の病状、それぞれの治療法の利点と欠点を説明してもらい、それらをよく理解したうえで、家族などとも話し合って、どこでどう過ごしたいかを最終的に自分の意思で選択しましょう。「末期状態で、食事や呼吸が不自由であるが痛みがない場合、どこで療養したいか」[※1]という質問には半数近くの人が、通院している病院や介護施設よりも住み慣れた自宅で、療養生活を過ごしたいと希望しています。今では自宅での緩和ケアも、以前に比べて選択しやすくなってきました。

入院中に行っていた痛みなどの症状の緩和治療は、ほとんど自宅でもできます。ただし、病院の場合は多くの医療機器を使用できますが、自宅の場合は専門知識をもった訪問診療を担当してくれる医師（訪問診療医）[※2]や看護師と相談しながら、自宅での療養方法や医療機器の導入を考えていきます。治療の見通しが立ったところで、家族とよく相談して、どこで療養するかをはっきりさせます。また、担当医や看護師にもあらかじめ伝えて、退院後も自宅での緩和ケアを担当してくれる診療所の医師と連携してもらいます。

※1〔末期状態で、食事や呼吸が不自由であるが痛みがない場合、どこで療養したいか〕
厚生労働省「人生の最終段階における医療に関する意識調査報告書」2018年による。

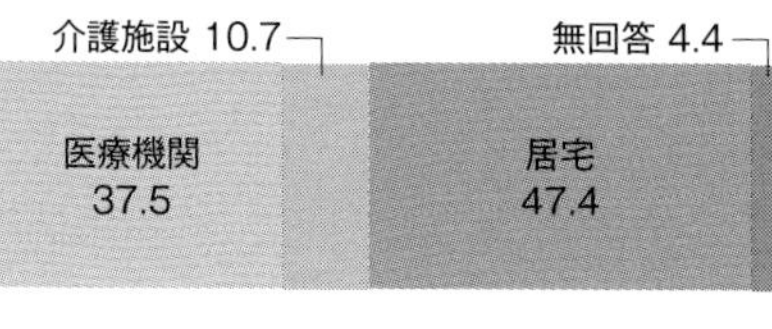

末期がんで、食事や呼吸が不自由だが、痛みはなく、意識や判断力は健康なときと同様の場合（%）

また、自宅近くのかかりつけ医とも連携することで患者さんや家族の負担を軽減することにもなります。たとえば、治療中に生じる副作用や痛みのコントロールなどは近くのかかりつけ医で受診できれば、距離の離れた病院を受診せずに済みます。そのようなことから、がん診療連携拠点病院では、地域の医療機関との病診連携※3や患者さんに対する情報提供なども積極的に行っています。

病院とのつながりは、なくならない

自宅での療養は、①患者さんにとっては、自宅で自由に生活するほうが精神的に安定し、リラックスして治療も続けられる、②家族も、患者さんとともに濃密な時間を過ごすことができる、という利点があります。

その一方で、患者さんは、もし緊急事態が起こったら家庭で対処できるのだろうか、と不安に思うかもしれません。家族のほうも、本人が望むように家族で十分なケアができるのだろうか、その体力があるのだろうか、介護に縛られて自分の時間がもてなくなるのではないか、という不安を覚えるかもしれません。

自宅での療養や緩和ケアでは、訪問診療医や訪問看護師が定期的に訪問して、家族と協力してケアすることになります。通院していた病院との協力関係も続き、必要に応じて病院の担当医や緩和ケアの専門医・看護師から、情報提供を受けることができます。訪問診療医や訪問看護師が必要と感じれば、病院での治療やアドバイスを受けることもあります。また、自宅での療養と並行して病院の緩和ケア外来を定期的に受診することもできます。

※２〔訪問診療医〕
自宅などの療養場所での訪問診療を担当する医師。内科や外科などの医師のほかに、患者さんの状況に合わせて皮膚科や耳鼻咽喉科、歯科などの医師も加わることがある。

在宅療養を24時間体制で実施する診療所は、在宅療養支援診療所として届出されている。

※３〔病診連携（病病連携）〕
病院と診療所（または病院）がそれぞれの機能を活かし、連携しながら、より効率的・効果的な医療を提供すること。がん治療においては、一部の地域でがん診療連携拠点病院と地域の医療機関による診療の役割分担などを明らかにした「地域連携クリティカルパス」にもとづいて、地域ごとの連携強化が図られている。

近年、都市部を中心に訪問診療医が非常に増えていますが、患者さんや家族にとってどのように選んだらよいのか戸惑う場面も少なくありません。まずは、担当医やがん相談支援センターに相談し、患者さんが在宅で必要とする医療やケアに対応可能な診療所を選んでいきましょう。自治体や医師会のホームページ、地域包括支援センターを通じて、在宅医療機関を調べることもできます。

自宅での緩和ケアを支える、スタッフや病院を知っておく

多くのスタッフの連携によって、患者さんや家族は安心して自宅での緩和ケアを選ぶことができます。また、体調が悪くなったときに対応してくれる病院や、介護保険サービスなどの利用により、患者さんと家族の負担を軽減することが可能です。

■緊急入院できる病院

痛みなどの症状が急に強くなったり、食事ができなくなったり、体調が変化したとき、訪問診療医や訪問看護師が対応してくれます。そのうえで、自宅での対処が難しい場合には、入院治療を受けることになります。このような状況になる頻度は、けっして高くありませんが、自宅での療養を始めるときに病院の担当医や訪問診療医とよく話し合っておく必要があります。緊急入院できる病院を紹介してもらっておくというのもひとつの方法です。在宅療養支援診療所※4は、たいてい緊急入院対応の病院と連携しています。また、かつて治療を受けて、通院していた病院

※4〔在宅療養支援診療所〕
訪問診療医や訪問看護師、訪問薬剤師などによる定期的な訪問診療を行ったり、24時間体制で往診にも対応する診療所。

●自宅での緩和ケアを支えるおもなスタッフ

訪問診療医

定期的に訪問してもらい、からだのようすのチェックや、苦痛や不快な症状に対する治療を担当してくれる。治療先または通院先の病院の紹介により、在宅療養支援診療所の医師に訪問してもらうこともできる。

訪問看護師

自宅を訪問してもらい、療養生活の介助やアドバイスをしてくれる。在宅療養支援診療所の医師や通院先の病院で紹介してもらえる。

訪問薬剤師

必要に応じて保険薬局の薬剤師に自宅を訪問してもらい、服薬指導などを行ってもらうこともある。

にも、緊急入院ができるかどうか調べておきましょう。

■薬を処方してくれる薬局

薬剤は、通院先の病院で受け取る場合と、自宅の近くの保険薬局を利用する場合とがあります。薬の飲み方やその効果、副作用などについて、薬剤師に詳しく教えてもらいましょう。

介護制度の適用とその利用法を知っておく

自宅での緩和ケアでは、家族がつねにすべての介護を担うと決まっているわけではありません。日常生活で家事や入浴など身の回りのことに不自由を感じるようになったときには、要介護認定を受けて、介護保険制度[※5]を利用することができます。

介護保険で利用できるサービスには、ホームヘルパーによる訪問介護、訪問入浴、看護師を含む緩和ケアチームによる看護、訪問リハビリテーションなどがあります。これらのサービスから保険給付費内で必要なサービスを組み立てることをケアプラン（介護計画）と呼び、サービスを受けるためには費用の1割を自己負担します。

ケアプランは、ケアマネジャーと呼ばれる介護保険の専門家が作成します。退院する予定が決まったら、入院中でも要介護認定を受けることができます。病院の相談窓口で医療ソーシャルワーカーなどに相談して、退院後、スムーズに在宅での緩和ケアが受けられるように準備をしておきましょう。また、家族の負担[※6]を軽減するための通所サービス（デイケア）や施設への短期入所を利用することもできるので、実施している施設が近くにないか、あらかじめ調べておきましょう。

※5〈介護保険制度〉
65歳以上の高齢者（第1号被保険者）だけでなく、医師が末期がんと診断した場合は40〜64歳までの第2号被保険者も、介護が必要と認定された場合には介護サービスを受けることができる。介護保険を利用するためには、住民票のある市区町村の担当窓口（介護保険課など）に、本人や家族が要介護認定を申請、あるいは居宅介護支援事業者に代行を依頼し、主治医の意見書などを提出して審査認定（訪問調査）を受ける必要がある。認定については、1か月ほどで通知される。

※6〈家族の負担〉
家族の負担を軽減してくれる民間サービスとして、レスパイトケア(介護を続ける家族の息抜きのために、患者さんの一時的な入院を受け付けてくれるサービス)などもある。

14 自宅以外での在宅緩和ケア

在宅緩和ケアには、自宅で療養する以外に、介護施設で生活しながら訪問診療を受けるケースも含まれます。

施設の受け入れ条件や診療スタッフとの連携をよく考えて

在宅緩和ケアは広い意味で、患者さんの生活の場での療養ということです。患者さんの生活の場は、いわゆる「自宅」と「施設」に分けられます。在宅緩和ケアで訪問診療や訪問看護を受けることができる施設には、有料老人ホーム[※1]、ケアハウス[※2]、サービス付き高齢者向け住宅[※3]などがあります。これらの介護施設では、自宅と同じように在宅緩和ケアを受けることができる仕組みになっています。

それぞれの施設で対応できる内容に違いがありますので、現在の状況（病状や継続が必要な治療）と施設の受け入れ条件など、施設を選ぶ際に確認すべき内容を事前に整理しておくことが大切です。わからないことがあれば、がん相談支援センターの相談員や看護師に相談しましょう。また、自宅近くの地域包括支援センターでも相談にのってもらうことが可能です。

病院で安定して実施されている治療の多くは、自宅や施設に関係なく在宅緩和ケアでも継続することができます。たとえば、がんの痛みの治療に用いられる、モルヒネやオキシコドン、フェンタニルなどの医療用麻薬の治療も安全に継続することができます。医療用麻薬による痛みの治療には内服薬や注射、座薬、貼付剤があり

※1〈有料老人ホーム〉
入居者に食事の提供、入浴や排泄（はいせつ）の世話、家事、健康管理などのサービスを提供する、民間事業者による高齢者向け施設。介護サービスを提供する「介護型」、介護が必要になったときには訪問介護など外部のサービスが利用できる「住宅型」、介護を必要としない高齢者を対象とする「健康型」がある。

※2〈ケアハウス〉
低額の料金で入居できる、軽費老人ホームの一種。介護が必要になった場合は訪問介護などの在宅介護サービスを受けることができる。最近では特定施設入居者生活介護の指定を受けて職員が介護サービスを提供することができる、「介護型」というタイプのケアハウスもある。

ますが、一定の量の痛み止めを持続的に注射するための携帯型のポンプを使うこともできます。痛みがあるときに、その都度ボタンを押して臨時の痛み止めを追加する機能を備えたポンプも広く使われています。

病院からの退院を機会に施設での療養を選択する場合には、生活の場としての施設として検討する一方で、在宅緩和ケアを受けるための診療所や訪問看護ステーションも考えていくことになります。いちどに両方について考えることは大変なことと感じると思いますが、多くの施設は在宅緩和ケアを行っている診療所や訪問看護ステーションと連携しています。入所を希望する際には、施設の相談員に病状などを伝え、受け入れが可能かどうか相談する必要があります。また、体調が安定していて内服薬などで生活が維持できている状況では、生活の場を決め、連携している診療所などを紹介してもらうこともひとつの方法です。

療養生活の経過中には、日常生活の支援が中心の時期と、医療的な支援がより必要な時期があり、体調や病状によっても変化します。そのため施設での療養を選択する場合には、日常生活の支援の状況ばかりでなく、痛みの治療が必要になったときや体調がすぐれない場合に、それぞれの施設で在宅緩和ケアがどのように継続できるのかをあらかじめ十分に確認しておく必要があります。施設内であっても自宅と同じように医療の支援が受けられ、希望する場で生活できる環境を確実にすることが、安心できる療養につながります。

※３〔サービス付き高齢者向け住宅〕
安否確認や生活相談などのサービスを提供する、賃貸住宅および有料老人ホーム。バリアフリー構造など、居住の安全確保について法律で定められた基準を満たしていることが指定の条件。「サ高住」と略して呼ぶこともある。

15 研究段階の医療を希望する場合

患者さんによっては臨床試験の対象になる場合があります。最新の医療はそれまでとは違う治療効果が期待できますが、リスクも十分理解したうえで検討しましょう。

臨床試験に参加するメリットとデメリット

がん治療として行われる標準治療は、科学的な根拠[※1]（エビデンス）にもとづく現在最良の治療法で、保険診療で受けることができます。基本的にはどんな患者さんに対しても標準治療がすすめられますが、進行具合や病状などにより標準治療以外の選択肢として、臨床試験が検討される場合もあります。臨床試験は、よりよい治療や薬の開発を目的に行う、研究段階の医療です。

現在行われている標準治療も、臨床研究によって安全性や治療効果が明らかになり、標準治療として認められたものです。研究段階の医療であるということは、安全性や治療効果にはまだ十分な科学的根拠がなく、患者さんにはリスクもあります。誰でも臨床試験を受けられるわけではなく、がんの種類や進み具合、年齢、合併症の状態、それまでの治療の経緯など、試験ごとに決められた基準がありますので、主治医と十分相談のうえで参加を決めることになります。[※2]

■臨床試験と治験　がんの臨床試験では、新しい薬や治療法が実際に効果があるかどうか、安全に使用できるかどうか、患者さんを対象に科学的に調べます。臨床試験（治験[※3]）の結果をもとに承認が得られれば、認められたがんにその新薬を使うこ

※1〔科学的な根拠〕
がんについての書籍や参考資料、医師の説明などのなかで、エビデンスということばがよく使われるが、これはさまざまな研究や経験の蓄積から得られた、科学的な根拠の意味。

※2〔臨床試験〕
新薬の開発に限らず、既存の薬の効果の確認でも行われる。厚生労働省の「医薬品の臨床試験の実施の基準」にもとづき3段階に分けて行われる。
第1相試験　おもに薬の安全性について調べるもので、少数の患者さんに対して行う。
第2相試験　薬の有効性と安全性について調べる。特定された患者

とができるようになります。臨床試験には本人の同意が必要で、そのためのガイドラインが設けられ、「安全性を高めるための取り組み」「参加しなかった場合や途中でとりやめたことで不利益な扱いを受けないこと」「健康被害が生じた場合の補償」などについて取り決めがされています。

臨床試験についての情報は、病院にポスターが掲示されたり、インターネットで知ることができます。担当医から直接「臨床試験に参加しませんか」とすすめられることもあります。臨床試験の治療費は無料の場合もあります。

臨床試験に参加するときは、そのメリット（新しい治療法が受けられるなど）とデメリット（効果がなかったり、副作用が起こる可能性があるなど）について、医師から十分に説明してもらいましょう。最近では、臨床研究コーディネーター（ＣＲＣ）が、臨床試験の開始から終わりまで、病院内での調整や患者さんのサポートを行っているところもあります。

■免疫療法について　免疫療法にはさまざまな種類がありますが、現在のところ科学的根拠が明らかになっているのは「免疫チェックポイント阻害薬」などの一部の薬に限られ、治療効果が認められるがんの種類もまだ限られています。

先進医療[※4]や自由診療で行っている医療機関などがありますが、有効性が明らかでない免疫療法は少なくありません。免疫療法を考えている場合は、担当医や研究段階の医療に精通した医師に相談することをおすすめします。（参照＝国立がん研究センターがん情報サービス「治療と生活／診断と治療／免疫療法」）

さんで比較的少数の人を対象に行う。

第３相試験　薬の有効性と安全性について、特定された患者さんで多数の人に対して、標準治療で用いられる薬や偽薬（プラセボ）と比較して調べる。

※３〈治験〉
新薬の承認を得る目的で、製薬会社や医師が行う臨床試験。一般には、製薬会社が医師に依頼をして実施するが、薬事法改正（２００２年）により、医師が自ら治験を実施できる医師主導治験が認められた。なお、薬事法は２０１４年に、薬機法に名称変更されている。

※４〈先進医療〉
保険対象外の医療技術について、厚生労働省が医療機関ごとに認めたもの。先進医療分の治療費は自己負担になるが、診察、検査、薬代、入院費などは保険の適用が認められている。

16

補完代替療法に興味があるときは

補完代替療法でがんに対する治療効果が科学的に証明されているものはありません。十分な情報を得て、かならず担当医にも相談しましょう。

十分な情報を得たうえで慎重に判断を

補完代替療法[※1]には、心理・精神療法、芸術療法、運動療法、温泉療法をはじめ、指圧、マッサージ、鍼灸（しんきゅう）（鍼（はり）と灸）、整骨、気功、ハーブやサプリメント・健康補助食品など、さまざまなものが含まれます。

代替療法や民間療法を取り入れる場合は、十分な情報を得たうえで、そのメリット（心理的な安心感から体調がよくなるなど）と、デメリット（がんに対する有効性が科学的に認められていないことや、なかには高額な費用がかかるものもあるなど）をよく考慮しなければなりません。

一部の代替療法は安全なものですが、それにより実害が生じることもあります。たとえば抗がん剤と併用すると相互作用[※2]を起こしたり、病状が悪化したりするなど、がんの治療に影響を及ぼす場合があります。そのため代替療法に興味があるときは、担当の医師や看護師に、現在行っている治療を続けながら安全に行えるかどうかを相談してください。厚生労働省の「統合医療」情報発信サイト（eJIM）では、さまざまな代替療法に関する情報発信を行っています。

もし代替療法を受けることを希望するのであれば、方法をきちんと説明してもら

※1〔補完代替療法〕
がんの治療として行われる医療（手術療法、薬物療法、放射線療法）を補う治療法や、それらに代わって行う治療法を（補完）代替療法という。

※2〔相互作用〕
ふたつまたはふたつ以上の物質（薬品など）を併用することで、ひとつの（または互いの）物質の作用が増強したり、弱まったりすること。

い、目的や副作用（がんの症状や薬の副作用を改善できるか、安全性がヒトで確認されているかなど）について聞いておきましょう。また、提供者が医師免許や特定の施術技術を保証する免許などを持っているかなどについても確認しておきたいものです。

現在受けている医療を完全否定する場合や、がんが絶対に治ると主張したり、特定の医療機関への受診を誘導したり、治療費があまりに高額だったりしたときは、注意が必要です。

サプリメント、健康補助食品にも注意が必要

サプリメント※3や健康補助食品は、ハーブや、ビタミン、ミネラル、アミノ酸などの栄養成分を含む、栄養補給のための食品で、さまざまな種類のものが市販されています。「自然の物質からできたサプリメントなら安全」というイメージをもっている方がいるかもしれませんが、サプリメントや健康補助食品も体内で薬と同じようなはたらきをしたり、体調を悪くしたり、薬との併用で相互作用（薬の効果が減少する、または効きすぎる）が生じたりする場合があることがわかっています。「天然」だからといってかならずしも「安全」を意味するわけではないことを頭に置いて、使用する前に、医師や看護師に相談してください。

現在、がんの治療に効果があると科学的に証明されたサプリメントはないというのが、専門家の共通した認識です。健康食品の安全性や有効性の評価については、国立健康・栄養研究所のホームページなども参照してください。

※3〔サプリメントや健康補助食品〕
サプリメントの摂取だけでがんが縮小したり、延命効果があったりしたとする科学的根拠は証明されていない。
国立がん研究センターがん情報サービス「治療と生活／診断と治療／がんと民間療法」も参照。

〔がんの漢方療法〕
がんの治療には、おもに倦怠感（だるさ）、食欲不振、体重減少などの全身状態の改善を目的に、気力・体力を補う補中益気湯、十全大補湯などが使われる。ほかにも、がんの種類によって、手術・放射線・抗がん剤治療後の合併症や副作用の改善に用いられるものがある。漢方薬の使用でも副作用や相互作用が起こることがあるので、自己判断せず担当医に相談のうえで使用する。

17 積極的な治療の中止を告げられたら

担当医によく説明してもらい、自分の病気の状態を正確に把握しておきましょう。落ち着いて、自分や家族がどうするのがいちばんよいかを話し合いましょう。

ＱＯＬを高めるための選択肢のひとつ

さまざまな治療を続けてきた患者さんに対して、担当医が「これ以上の治療は難しい」と積極的な治療の中止を提案することがあります。そのように言われた患者さんは、見放されたような気分になるかもしれませんが、「治療が難しい」「治療ができない」という場合の「治療」は、手術や抗がん剤などによる積極的な治療を指しています。「治療が難しい」ということの意味を医師からよく説明してもらいましょう。

治療方法として確立している抗がん剤では効果がないという場合のほかに、副作用が強く現れるために抗がん剤が使えないのかもしれません。また、がんの状態や治療の効果、からだの調子などによっては、無理に治療を続けることがかえって臓器機能を悪化させ、日常生活に支障をきたし、命の危険に及ぶこともあります。主治医は、抗がん剤を使用しないほうが、体調よく過ごせると判断しているのです。

治療を行う最大の目的はがんを治すことですが、痛みやつらい症状を和らげ、ＱＯＬを高めるためでもあります。そう考えた場合、治療を続けることで、メリットよりもデメリットが勝る可能性があります。ＱＯＬという観点から考えれば、つら

『もしも、がんが再発したら（患者必携）本人と家族に伝えたいこと』

がんの再発に対する不安や、再発に直面したときの支えとなる情報をまとめた冊子が、国立がん研究センターがん情報サービス（資料室／書籍／一般向け）から閲覧できる。書店での購入も可能（定価750円＋税、英治出版）。

い治療を中止することで症状を和らげ、日常生活を豊かに送れるようになるという方法も選択肢のひとつです。そうして日常生活が豊かになったことで、毎日を元気に過ごせるようになった患者さんもたくさんいます。

苦痛を和らげるための治療は可能

積極的な治療を中止するからといって、医師から見放されたわけではありません。体調を整えたり、痛みの治療を行ったりすることは変わらずに行うことができます。患者さんの痛みやさまざまな苦悩の解決を支える緩和ケア（150ページ）や、痛みや苦痛の症状を和らげる放射線治療、あるいはリハビリテーションなどを組み合わせた治療などもあります。

治療ができないといわれても、選択肢はたくさんありますから、自分の病気の状態を正確に把握し、自分や家族がどうするのがいちばんよいかを考えることから始めましょう。担当医に相談しにくければ、看護師に相談するのがよいでしょう。また、ほかの病院でセカンドオピニオン（140ページ）を受けることも、治療方針を考えていくうえでの助けになります。

また、臨床試験、治験（166ページ）など、研究段階の医療にもいくつかの種類があります。研究段階の治療を受けるにはさまざまな条件があり、かならずしも参加できるとは限りませんが、未承認の医療を受ける方法のひとつとして考えられます。

【参考文献】

日本乳癌学会編『科学的根拠に基づく乳癌診療ガイドライン　①治療編2022年版』金原出版、2022年
日本乳癌学会編『科学的根拠に基づく乳癌診療ガイドライン　②疫学・診断編2022年版』金原出版、2022年
日本乳癌学会編『臨床・病理　乳癌取扱い規約　第18版』金原出版、2018年
日本乳癌学会編『患者さんのための乳がん診療ガイドライン　2023年版』金原出版、2023年
日本遺伝性乳癌卵巣癌総合診療制度機構編『遺伝性乳癌卵巣癌(HBOC)診療ガイドライン』　金原出版、2021年

【ウェブサイト】
国立がん研究センター　がん情報サービス
https://ganjoho.jp

た

な

は

さくいん

あ

か

さ

本書は『国立がん研究センターの乳がんの本』に新たな知見を加えた改訂新版です。

監修者

首藤昭彦（国立がん研究センター中央病院　乳腺外科科長）
米盛　勧（国立がん研究センター中央病院　腫瘍内科科長）
赤澤　聡（国立がん研究センター中央病院　形成外科科長）
井垣　浩（国立がん研究センター中央病院　放射線治療科科長）
渡辺智子（国立がん研究センター中央病院　認定遺伝カウンセラー）
里見絵理子（国立がん研究センター中央病院　緩和医療科科長）
若尾文彦（国立がん研究センター　がん対策情報センター本部　副本部長）

『国立がん研究センターの乳がんの本』（2018年6月）監修者

木下貴之（国立がん研究センター中央病院　乳腺外科科長）
田村研治（国立がん研究センター中央病院　乳腺・腫瘍内科科長）
清水千佳子（元国立がん研究センター中央病院　乳腺・腫瘍内科　外来医長）
宮本慎平（元国立がん研究センター中央病院　形成外科科長、東京大学形成外科・美容外科　講師）
高橋加奈（国立がん研究センター中央病院　放射線治療科）
清水　研（国立がん研究センター中央病院　精神腫瘍科科長）
里見絵理子（国立がん研究センター中央病院　緩和医療科科長）
斎藤　博（元国立がん研究センターがん対策情報センター　社会と健康研究センター　検診研究部長）
八巻知香子（国立がん研究センターがん対策情報センター　がん情報提供部　医療情報サービス室長）
片野田耕太（国立がん研究センターがん対策情報センター　がん統計・総合解析研究部部長）
若尾文彦（国立がん研究センターがん対策情報センター　センター長）

装丁・本文デザイン：江口修平
オブジェ制作：酒井賢司
イラスト：佐藤雅枝
ＤＴＰ：明昌堂
執筆：牛島美笛
編集：尾和みゆき、市村珠里（小学館クリエイティブ）

国立がん研究センターの

乳がんの本　改訂新版

2024年　1月15日　　初版第1刷発行

発行人　　尾和みゆき

発行所　　株式会社小学館クリエイティブ
〒101-0051　東京都千代田区神田神保町2-14 SP神保町ビル
電話0120-70-3761（マーケティング部）

発売元　　株式会社小学館
〒101-8001　東京都千代田区一ツ橋2-3-1
電話03-5281-3555（販売）

印刷・製本　共同印刷株式会社

Printed in Japan
ISBN978-4-7780-3599-0